中原历代中医药名家文库

主编　许敬生

中医名家珍稀典籍校注丛书

眼科百问校注

〔清〕王子固　著

卢丙辰　校注

河南科学技术出版社
·郑州·

图书在版编目（CIP）数据

《眼科百问》校注 /（清）王子固著；卢丙辰校注. —郑州：河南科学技术出版社，2014. 7(2024.8重印）

ISBN 978-7-5349-6870-9

Ⅰ. ①眼… Ⅱ. ①王… ②卢… Ⅲ. ①眼病-辨证论治-问题解答 Ⅳ. ①R276. 7-44

中国版本图书馆 CIP 数据核字（2014）第 122531 号

出版发行：河南科学技术出版社

地址：郑州市郑东新区祥盛街27号　　邮编：450002

电话：（0371）65788613　65788639

网址：www. hnstp. cn

策划编辑：李喜婷　马艳茹

责任编辑：高　杨

责任校对：崔春娟

封面设计：张　伟

版式设计：若　溪

责任印制：朱　飞

印　　刷：永清县晔盛亚胶印有限公司

经　　销：全国新华书店

幅面尺寸：185 mm×260 mm　　印张：12　　字数：130 千字

版　　次：2014 年 7 月第 1 版　　2024 年 8 月第 2 次印刷

定　　价：88. 00 元

中原历代中医药名家文库（典籍部分）

主　　编　许敬生
副 主 编　冯明清　侯士良　卢丙辰　刘道清
学术秘书　马鸿祥

序

河南省地处中原，是中华民族优秀文化发祥地，从古及今，中原大地诞生许多杰出之士，他们的文化精神和伟大著作，一直指引着中华民族科学文化的发展与进步。老子、庄子、张衡、许慎、杜甫、韩愈等伟大思想家、科学家、文字学家、诗人、文学家在中国文化史上，做出伟大贡献。诞生于南阳的医圣张仲景两千年来以其《伤寒论》《金匮要略》一直有效地指导着中医理论研究与临床实践。中原确为人杰地灵之区。

河南省诞生许多著名中医学家，留下大量优秀中医著作。北宋淳化三年编成之《太平圣惠方》卷八收录《伤寒论》，为孙思邈所称“江南诸师秘仲景要方不传”残卷秘本，可觇辗转传抄于六朝医师手中的《伤寒论》概貌。《伤寒补亡论》作者郭雍，从父兼山学《易》，事载《宋元学案·兼山学案》，以治《易》绪馀，精究宋本《伤寒》，其书可补宋本方剂之不足、条文之缺失，可纠正《伤寒卒病论》“卒”字之讹，谓“卒”是“杂”字俗写而讹者，郭书对研究考证宋本《伤寒论》甚为重要。丛书所收诸家之作，大多类此。

中医发展，今逢盛世。河南科学技术出版社高瞻远瞩，不失时机地将河南省历代中医药名家著作精选底本，聘请中医古代文献专家许敬生教授担任主编，组织一批专家教授进行校勘注释予以出版，这对于继承和发展中医药事业具有重大意义。本书汇集之作，皆为中医临床及理论研究必读之书。读者试展读之,必知吾言之不谬。

振兴中医,从读书始。

北京中医药大学　钱超尘

2014 年 1 月 1 日

前　言

中原是华夏文明的主要发祥地，光辉灿烂的中原古代文明造就了丰富多彩的中医药文化。

中州自古多名医。在这块土地上，除了伟大的医圣张仲景之外，还产生了许多杰出的医学家。早在商代初期，就有商汤的宰相伊尹著《汤液》发明了汤剂。伊尹是有莘国（今河南开封县，一说是嵩县、伊川一带）人。早期的医方大家、晋朝的范汪是颍阳（今河南许昌）人，一说南阳顺阳（今河南内乡）人，他著有《范汪方》。较早的中医基础理论著作《褚氏遗书》的作者、南朝的褚澄是阳翟（今河南禹州）人。唐代的针灸和中药名家甄权是许州扶沟（今河南扶沟）人，寿 103 岁。唐代名医张文仲为高宗时御医，是治疗风病专家，曾著《疗风气诸方》，为洛州洛阳（今河南洛阳）人。对痨病（结核病）提出独到见解，著有《骨蒸病灸方》一卷的崔知悌是许州鄢陵（今河南鄢陵）人。中国现存最早的食疗专著《食疗本草》的作者，唐代的孟诜是汝州（今河南汝州）人。北宋著名的医方类书《太平圣惠方》的作者王怀隐是宋州睢阳（今河南商丘）人。宋代著名的儿科专家阎孝忠是许昌（今河南许昌）人，他为恩师编写《小儿药证直诀》一书，使儿科大师钱乙的学说得以传世。北宋仁宗时，“校正医书局”中整理古医书的高手有好几位河南人。如撰《嘉祐本草》的掌禹锡为许州郾城（今河南漯河市郾城区）人，完成《重广补注黄帝内经素问》的孙兆、孙奇，均为卫州（今河南卫辉）人。北宋医家王贶是考城（今河南兰考）人，著有《全生指迷方》，《四库全书提要》评价说："此书于每证之前，非惟详其病状，且一一详其病源，无不辨其疑似，剖析微茫，亦可为诊家之枢要。"北宋末期的著名医家、《鸡峰备急方》（又称《鸡峰普济方》）的作者张锐是郑州（今河南郑州）人。南宋的伤寒大家，《伤寒补亡论》的作者郭雍是洛阳（今河南洛阳）人。南宋法医学家郑克是开封（今河南开封）人，他著的《折狱龟鉴》是与宋慈的《洗冤集录》齐名的一部法医著作。金元四大家之一，攻下派的代表金代张子和是睢州考城（今河南兰考县，一说民权县）人。元代名医滑寿祖籍是襄城（今河南襄城县）人，他著有《读素问钞》《难经本义》，对《黄帝内经》和《难经》的研究做出了巨大贡献；他著的《诊家枢要》和《十四经发挥》分别是诊断学专著和针灸专著，均在中医发展史上占有光辉的一页。明太祖朱元璋的五皇子朱棣，就藩在开封，为周定王，他著的《救荒本草》，以河南的灾荒为背景写成，开创了对野生可食植物的研究，对后世产生了深远影响。著名的医史专家、明代的李濂是祥符（今河南开封）人，他的《医史》十卷，是我国首次以"医史"命名的医学史专著，书中为张仲景、王叔和、王冰等人补写了传记。清代名医，《嵩崖尊生全书》的作者景日昣，是登封（今河南登封）人。清代温病学家的北方代表人物、《寒温条辨》的作者杨栗山是中州夏邑（今河南夏邑）人。清代著名的植物学家吴其濬，是河南固始县人，他撰写的《植物名实图考》和《植物名实图考长编》，不仅是植物学的名著，也是继《本草纲目》后最重要的本草类著作，对世界医学曾产生过重要影响。还有很多很多，不再一一列举。据不完全统计，史传和地方志中有籍可考的河南古代医家多达1000余人。《周易·系辞上》曰："子曰：'书不尽言，言不尽意'。"这些著名的医家，犹如璀璨的群星，照亮了中医学发展的历史道路。

粤稽往古，从火祖燧人氏点燃华夏文明之火，改变了先民的食性，到酒圣杜康发明酿酒，促进了医药的发展；从殷墟甲骨文到许慎的《说文解字》，作为中医药文化载体的汉字，其发展过程中的主要阶段得以确立和规范；从伏羲制九针、岐黄论医道，创立岐黄之学，到伊尹著《汤液》，创中医汤剂；从道圣老子尚修身养性、庄子倡导引养生，到医圣仲景论六经辨证而创经方，确立辨证论治法则，成为中医学术的核心思想和诊疗模式，中医的经典著作《黄帝内经》《伤寒杂病论》《神农本草经》等纷纷问世；从佛教于汉代传入中国，直到禅宗祖庭少林寺融禅、武、医于一体而形成的禅医文化，这一切均发生在中原大地。

寻根溯源，我们深深感到是光辉灿烂的中原文明，孕育了中华瑰宝——中医药文化。经过几千年的历史积淀，中医药文化在中原文明的沃土中生根开花、发展壮大，并从儒、道、释及华夏文明的多个领域中汲取精华和营养，逐渐在九州大地兴旺发达，一直传到五洲四海，为华夏文明增添了绚丽的色彩，为人类的健康做出了杰出的贡献。作为后人，作为中医药文化的传承者，不能忘记，这是我们的历史，这是我们的根脉。

中原古代医药名家留下的宝贵著作，积淀了数以千年的中医精华，养育了难以计数的杏林英才。实践证明，中医的成才之路，除了师承和临证以外，读书是最基本的路径。

为了保护和传承这笔宝贵的文化财富，让广大读者顺利阅读这些古籍，并进一步深入研究中原医学，我们组织了一批中医专家和从事中医文献研究的专家，整理编写了这套《中原历代中医药名家文库·典籍部分》。计划出版40余部，首批校注出版19部，随后陆续整理出版。此套丛书，均采用校注的形式，用简化字和现代标点编排，每本书前都有对该书基本内容和学术思想的介绍及校注说明，在正文中随文出校语，做注释，注文力求简明扼要，以便读者阅读。

对中医古籍的整理研究，既是对中医学术的继承，又是对中医学术的发展；既是对前人经验的总结，又是对后人运用的启示；既可丰富基础理论，又可指导临床实践。其意义深远，不可等闲视之。为了“振兴中医”和实现“中原崛起”这伟大的历史使命，我们这些生于斯、长于斯的中原中医学子，愿意尽一点绵薄之力。当然，由于水平所限，难免会出现一些缺点和错误，恳请学界同道和广大读者批评，以便我们及时修正。

此套丛书得以付梓，要诚挚感谢河南科学技术出版社的汪林中社长、李喜婷总编、马艳茹副总编等领导和医药卫生分社的同志们，是他们的远见卓识和辛勤劳作玉成了此事。承蒙著名中医文献专家、北京中医药大学钱超尘教授在百忙中为本套丛书作序，深表谢意。时值辞旧迎新之际，祝愿我们的中医事业永远兴旺发达。

许敬生

2014 年 1 月 5 日

于河南中医学院金水河畔问学斋

原书作者及书籍内容和学术价值简介

一、 作者生平

王子固，又名行冲，字文之，号勉齐，明末清初直隶省大名府长垣县（今河南省长垣县）人，出身于官宦世家，祖父王永光为明万历壬辰（1592年）进士，官至尚书，晚年赐少保之职。父辈王鋐、王鏻、王鍡、王鏶及同堂兄弟王还冲、王鹏冲等，均于明末清初为官。受家庭影响，王氏自幼从儒，聪慧好学，凡天文、地理、医学等，皆能明其奥旨，工书法，兼通绘事，学问、见识、才力俱加人一等。

王氏终生务举业，为长垣大儒，平生乐善好施，尝设义学，开药局，常施钱米济贫乏，人皆感之。医药虽非专职，然其医学造诣之深，远非一般业医者可比，尤以眼科名闻遐迩。王氏认为，世传葆光道人《眼科龙木集》之七十二问，分类条症未尽详善，对眼病的论述及所施方药，不乏昏乱之处，因作《眼科百问》补而正之。该书之作始于顺治甲午（1654年）九月十七日，成于十月十一日，不足一月，全书告成，王氏之聪明睿智可见一斑。

王子固于康熙丙午（1666年）中举，后又多次会试京都，均未中式。年至八十，尚赴礼闱参加进士之试，遂卒于京邸。

二、 本书内容及其学术成就

明末清初，由于战乱，刊刻于崇祯十七年（1644 年，又为李闯王的永昌元年、清世祖的顺治元年、张献忠的大顺元年）的眼科巨著《眼科大全》（又名《审视瑶函》）尚未广泛传播，至少生活在冀鲁豫交汇地区的王子固还没有见过《眼科大全》。当时社会上流行的眼科专著，如果不计《眼科大全》，则只有宋元时期成书的《秘传眼科龙木论》，元代的《原机启微》、《银海精微》等。换言之，清代顺治年间之眼科专著十分贫乏。当今所见葆光道人的《眼科龙木集》均附于《秘传眼科龙木论》之后，而清初王子固所见则是一种单行本。王子固认为，葆光道人的《眼科龙木集》，虽被世人“艳称之”，但其对“眼中内外补泻，犹属梦梦者”，其七十二问多有错谬之处，所以，王氏根据《眼科龙木集》补充修正而成《眼科百问》，对眼科理论的发展、临床辨治水平的提高，均有较大的学术意义。

1. 医学及眼科理论精深

《眼科百问》全书以问答的形式，深入浅出地对五轮八廓、七表八里、十二经络、七情六欲、五行五味、形色吉凶及各种眼病的发病机制、治法方药进行了条分缕析，强调治疗眼病应因人、因时、因地制宜，突出了辨证论治的整体统一思想。这些特点，在其他眼科专著里是比较少见的。例如：书中论目昏，提出早晨昏、日中昏、日夕昏、晚上昏之病机、治法、方药应当不同；对目痛，也应区分夜半目痛、天未明目痛、目痛昼轻夜重、目痛夜轻昼重，而施以不同治法，此为因时制宜的典型。

长垣县地处黄河故道，历史上常遭河水泛滥之肆虐。王氏论述眼病，云：“辰、巳年水未入城（指泛滥的河水没有进入长垣县城），病雀目正有水之处；至今岁甲午，城中有水，城中之人亦病雀目。”此为辨治眼病，重视天时运气、地理环境的典型与具体运用。

《眼科百问》又指出，地理环境均相同，“人皆在水中，则人皆当病目矣。而一家中止有一二人病目者”，是人之苦乐不同，六欲七情有别。此为因人制宜理论的具体应用。

总之，王氏在《眼科百问》中，熟练地将医学理论运用于眼科临床，扭转了不少眼科医著中，往往空谈理论，空谈之后，论治眼病时则又把理论束之高阁的现象。《眼科百问》是比较少见的理论联系临床的优秀读物。其辨证论治的方法，在其他眼科专著中，甚为鲜见。

2. 运气学说具体地运用于眼病诊疗

《眼科百问》之前，眼科专著贫乏，且鲜有涉及运气者。明末清初刊行的《审视瑶函》，其卷帙浩繁，在每卷的开篇均首言运气。但《审视瑶函》所载的运气内容，仅是引用《黄帝内经》（以下简称《内经》）原文中关于运气导致眼病的经文，阐述某类眼病在运气方面的发病原因。如《审视瑶函·卷六·运气原证》云：“按《内经》运气泪出，皆从风热。《经》云：厥阴司天之政，三之气，天政布，风乃时举，民病泣出是也。”至于泪出由运气因素导致者应当如何诊疗，却没有只字提及。《眼科百问》涉及的运气内容则不然，它完整地阐述了运气导致眼病的辨证论治法则。如第四问，首先论述了运气导致目病的规律：“甲己之岁，土运统之。乙庚之岁，金运统之。丙辛之岁，水运统之。丁壬之岁，木运统之。戊癸之岁，火运统之。甲为土运太过，已为土运不及。”“子午之岁，上见少阴，热气主之。丑未之岁，上见太阴，湿气主之。寅申之岁，上见少阳，火气主之。卯酉之岁，上见阳明，燥气主之。辰戌之岁，上见太阳，寒气主之。巳亥之岁，上见厥阴，风气主之。午为正化之火，子为对化之火。他数仿此。”

《眼科百问》接着又讨论了运气导致眼病的机理：“以甲己土运言之，甲为土运太过，真水受亏，真阴不升，火热不降，而瞳人损无；已为土运不及，风木来克不足之土，则脾不能统血，而目昏花矣。”“以子午火气言之，子为火之对化，司令之虚，火主离明，普虚则不能远及矣。午为火之正化，司令之实，实之心火太炎，而赤痛之病生矣。馀以类通可也。”

《眼科百问》还以运气理论为基础，列举了逐月患目病者的治疗方法。现举正月、七月以例其馀：第四十问云，“人常有每年至某月必病目，治之不愈，月馀而自止者，何也？答曰：此正六气之所为也。正月寅，七月申，寅申少阳相火之所治也。申为手少阳三焦，正化之火也；寅为足少阳胆，对化之火也。正化者，司令之实，为本；对化者，司令之虚，为标。如每年七月之患病目者，多是相火之实，当以六味地黄丸益水之源以制阳光；每年正月患病目者，是足少阳胆经络之热也，少阳为半表半里，从乎中，制小柴胡汤主之。”

运气导致疾病，当然有其固有的规律，但也不能生搬硬套。现代应当如何理解和运用上文呢？现归纳正月目病为例：正月为寅，寅为少阳相火，为对化之火，常引起足少阳胆经经络之热。对化之火司令之虚，少阳为半表半里，当以小柴胡汤治之。如此内容，其实就是把因时制宜的医学原则更加具体、更加细化而已。可以灵活地理解为：若为外感性眼病，且伴有足少阳胆经郁热症状者，应当用小柴胡汤治之；正月发病的外感性眼病，若无胆经以外其他脏腑的典型证候，可考虑使用小柴胡汤治疗；对外感性眼病，无论其何时发病，凡经久未愈迁延至正月，且不具备其他脏腑证候者，可以考虑使用小柴胡汤治疗。其他十二个月的辨治方法可以类推。

凡从运气的角度研究疾病的诊疗，均应灵活而不得死板。王子固对运气能十分灵活地对待。他在提出如上逐月辨治眼病观点之后，也怕引起人们机械的理解，所以又提出按每年的主气辨治眼病。其曰：“又每年一岁主气，自大寒、立春、雨水、惊蛰，此两月主气为厥阴风木，三月四月为少阴君火，五月六月为少阳相火，七月八月为太阴湿土，九月十月为阳明燥金，十一月腊月为太阳寒水。其有病目两月而愈者，当参此治之。或前论不准者，再质之于此。”

大自然对人体和疾病的影响，王子固特别予以重视。在《眼科百问》第四十一问里，王子固还提出了运气以十年或十二年为周期对人体和眼病的影响，并提出具体的诊疗措施。十年的周期，王氏主张责之于脏腑，认为是五脏六腑之一偏胜或偏衰，所以，到与此脏腑相关的年份来临时，往往引发眼病。具体规律即为：“甲胆乙肝丙小肠，丁心戊胃己脾乡，庚金大肠辛金肺，壬水膀胱癸肾脏，三焦亦向壬宫寄，胞络同归入癸方。”王氏主张受十年周期影响的眼病，要将年干与相关的脏腑证候结合起来辨治。例如：“甲属胆，假令六甲年病目，即知是恐惧伤胆，心中常怀惊惧，或梦中惊恐，或口苦咽干，即当用菊花汤内加茯神钱，远志三分，枣仁五分，半夏三分以安胆。乙属肝，假令六乙年病目者，必因大怒伤肝，其人必好骂詈号呼，左胁膨闷，两胁痛，得拳打之少可，用菊花汤多加疎肝治左之药，或入生灵（脂）、生蒲（黄），入醋服之即愈。”其余年份类推。

十二年的周期，王氏主张求之经络。根据运气学说中每年司天之客气，子与午年为少阴君火，丑与未年为太阴湿土，寅与申年为少阳相火，卯与酉年为阳明燥金，辰与戌年为太阳寒水，巳与亥年为厥阴风木。王氏主张，受十二年周期影响的眼病，须将该年司天之客气，联系与之相关的经络，如子午为少阴君火，子则为足少阴肾经，午则为手少阴心经，结合相关脏腑经络的证候，对疾病进行辨治。例如：“足少阴肾行腹中任脉之两旁，如子年病目，而腹中皮肉作痛不敢当手，是足少阴肾经病也，菊花汤内加独活、肉桂；手少阴心起手小指内侧，经神门行肘内，循臂内、腋下至胸，如午年病目而此处作痛者，手少阴心经病也，当加独活、细辛。”其余年份类推。

王氏一再强调运用运气学说不可过于偏执，指出以上运气内容，“虽条分缕晰，至为精当，而亦有不然者，但看病目人经络病重则治经络，脏腑病重则治脏腑。又有运气之当察，脉息之当审，外症之当详当问，小儿谨慎，委曲寻求，不可恃己聪明，一以简略应之，则为上工矣。”

3. 重视诊脉，四诊合参

望、闻、问、切四诊，历来是医者搜集临床资料的重要方法。搜集临床资料要求客观、准确、系统、全面、突出重点，这就要求医者必须“四诊并重”“四诊合参”。张仲景在《伤寒论》原序中曾经批评，不能全面运用诊法的医生是“所谓窥管而已”。但在眼科，由于望诊具有特别重要的地位，《审视瑶函》曾提出“目不专重诊脉说”，批评过分重视诊脉、忽略望诊的倾向。但此说一出，却给持“眼科诊脉无用论”者提供了口实，个别眼科医生由《审视瑶函》的“不专重诊脉”一变而为“眼科不需诊脉”，岂非张仲景批评的“所谓窥管而已”者？

眼科医生，务必通过望诊，视其患眼为内障或为外障，辨其为何证，所中所伤之深浅，病变在何轮何廓，辨之明而后治之当。但是，切脉之诊也决不可废。切脉之重要性，《难经·六十一难》云：“切脉而知之者，诊其寸口，视其虚实，以知其病，病在何脏腑也。”通过脉诊，可以判断疾病的病位、性质和邪正的盛衰，也可推断疾病的进退预后，从而确定治疗方法。

王子固在《眼科百问》里，对望、闻、问、切四诊无一忽视，其中脉诊更具有相当重要的地位。如第七问中，突出记述了眼病脉诊的重要作用：“目病而脉浮者，风也，当散其风；病目而脉芤者为血，当安其血；病目而脉滑者为痰，当豁其痰；病目而脉实者，当消其积；病目而脉弦者，当节其劳；病目而脉紧者，当通其痛；病目而脉洪者，当退其热；病目而脉微者为寒，当温其寒；而脉沉者，为气；而脉缓者，当渗其湿；而脉涩者，当补其血；而脉迟者，当除其冷；而脉伏者，当通其滞；而脉濡者，当滋其阴；而脉弱者，当益其阳。此万古不易之论也。”此段内容并非空头理论，而是被作者反复地运用于眼病论治的过程中。如第四十九问论述“头晕，眼见赤乱星”的治疗时说：“此肾水之虚，挟风与痰也……更当诊其脉，如洪大而浮为风，宜去风；如滑实而坚为痰，宜去痰；如不头晕，脉必数，亦无红星，止是黑星如蚊虻乱飞，止是肾虚也，当用滋阴地黄丸。”《眼科百问》中像这样重视脉诊而辨治眼病的内容比比皆是，我们应对该书脉诊的内容进行深入地学习研究。

4. 辨证用药，不落窠臼

《眼科百问》之辨证用药，如夏通引在序文中所云：“五轮八廓之中，内外虚实之际，天时人事之间，变化药方之法，无不剖析明透。”其辨证之法，遍涉五轮八廓、五脏六腑、六淫七情、表里阴阳、经络气血、天文运气等各个领域。在眼科辨证方法的运用方面，《眼科百问》与历史上的多种眼科专著相比，均较丰富并全面。

王子固在《眼科百问》里，修正了《眼科龙木集》对多种眼病的辨证用药错谬。王子固认为，葆光道人《眼科龙木集》对眼病的内外补泻，犹属梦梦者，故予补而正之。如《眼科百问》第十二问云："《龙木集》中《二问》，目赤而不痛为肝之实，《三问》目赤为肝之虚者，何也？答曰：肝之虚实，当于肺定之，《龙木》之论非也。《灵枢经》云：从前来者为实邪，从后来者为虚邪。假如目病而得肾之脉沉而滑，眼圈常带黑气，为虚。谓水能生木，水从木后来也，治宜益水；假如目病而得心之脉洪大而数，两目红赤如火，为实。谓火为木所生，火从木前来也，治宜清心益水。"这样，对目赤的辨证，心、肝、肾、肺均顾及了，不似《龙木集》之唯治肝也。

《眼科百问》辨治眼病的处方，不似其他眼科专著大部分引自古代医籍。其绝大部分为作者自拟，且组方之法则独具一格，不落窠臼。《眼科百问》的处方构成，一般均为三组：

一是王氏称谓的明目药：即菊花、草决明、木贼等。不少处方尚有苍术，亦可常见白蒺藜。选用这些药品的机理，参阅本书第一问即可明白。

二是针对各种眼病的病机，依据辨证所用之药：如第二十二问认为视物不明之病机为"血之虚也"。治疗之方即以补血方"四物汤"（当归、川芎、白芍、熟地）为核心药物；第三十八问认为目痛夜轻昼重者为"气分之病也"。其中诊脉左大右小者，是气之虚也，治疗当用"气虚主方四君子汤"，其组成即以"四君子汤"（人参、白术、茯苓、甘草）为核心药物。

三是肝经用药和肺经用药：肝经用药即柴胡、川芎、薄荷、青皮，选用此组药品者，本书第一问解释说："盖肝开窍于目，故目病为肝之病也。"肺经用药为黄芩、栀子、桔梗、枳壳、陈皮、大黄，选用此组药品者，本书第一问解释说："人之首以象天，于卦为乾金，故首之病先清肺金，黄芩、栀子、桔梗清肺火也，枳壳、陈皮顺肺气也。肺气实者，大黄可酌用（《眼科百问》对大黄之用量甚微，往往仅有0.3克，今之医者不必惧其泻下）。”

王氏特别重视“左肝右肺”的理论，所以，上述治肝及治肺的两组药物又被广泛地运用在患眼为左眼或右眼的辨别上。《眼科百问》中不论何病，其组方多具这两组药物，且在用量上注明“柴胡、川芎、薄荷、青皮，在左目倍用”；“黄芩、栀子、桔梗、枳壳、陈皮，在右目倍用，大黄一分”。如此组方遣药，在古代眼科医籍中是绝无仅有的。

“左肝右肺”之说，源于《素问·刺禁论》。经文曰：“脏有要害，不可不察。肝生于左，肺藏于右，心部于表，肾治于里，脾为之使，胃为之市，鬲肓之上，中有父母，七节之傍，中有小心。从之有福，逆之有咎。”细翫经义，就会明确地领会到，所谓“左肝右肺”，绝非言其解剖部位，否则心脏就要分布于人体之表了！而是要像古人观看太极图那样面向南方，则肝脏就像左侧之东方一样，属木，像春，色青，主温暖升发；而肺脏就像右侧之西方一样，属金，像秋，色白，主收藏肃降。此乃古人采用援物比类之法，论述脏象而已。《内经》以后的古代医家，每每据此主张肝脏的气化功能在左，肺脏的气化功能在右，特别是王子固在《眼科百问》中，病在左目（或左目病重）者加重治肝，病在右目（或右目病重）者加重治肺，表面给人以机械之感。但是试想，同样病机的某种眼病，如视瞻昏渺、云雾移睛、暴盲、青盲、瞳神紧小等，为什么有人两眼齐患，有人却只患一眼？为什么有人患在左眼，有人却患在右眼？如此普遍存在的现象，现代医家却鲜有关注者。清代医家王子固对此释以“左肝右肺”之说，在解释单眼发病的机理和临床治疗的疗效提高方面，未尝不是一种积极的尝试。

（三） 校注说明

根据《眼科百问》序文分析，本书写成于顺治甲午（1654年），第二年，（顺治乙未，1655年）作者之眷弟夏通引曾为该书作序，至顺治丁酉（1657年）五月，又有王氏之舅父、赐进士崔胤弘为该书写序，说明顺治朝当有《眼科百问》刻本问世，但这时的版本至今无人发现，可能是由于年移代革而原版已佚，或是书虽成册而当时并未出版。

目前，国内流传的版本有善成堂、宝兴堂、书业德、好友堂、有益堂等木刻本，以及江东书局、大成书局、锦章书局、广益书局等石印本。木刻本均是根据天雄贵乡（今河北省大名市）苑家湾村苗其祥庆长氏光绪十年（1884年）五月之手抄本刊刻，其中，善成堂、宝兴堂、书业德、好友堂均注明为“光绪甲申新鐫”，孰先孰后不得而知。只有有益堂刻本标明为“光绪乙巳（1905年）新鐫”，较其他木刻本晚了二十一年。光绪甲申即光绪十年，说明“光绪甲申新鐫本”与其蓝本（苗其祥庆长氏的手抄本）同出于一年。至于诸石印本，均出于民国以后，据内容分析，其所据的蓝本，当为上述诸木刻本。所以，《眼科百问》的现存版本，内容均大同小异，不过对个别字词互有刊正而已。

本书作者王行冲自序论，《眼科百问》成书于顺治甲午（1654年），而崔胤弘氏的序文写于三年后的顺治丁酉，说明作者于清初的1657年已准备出版本书。但现存版本的内容中，夹有多处作者在康熙年间的医疗与社会活动记录，故可认为，如果本书于顺治年间确已刻版的话，其版本已湮灭。苗其祥庆长氏于二百余年后手抄时，蓝本当是康熙年间的修订版。现存诸本的内容中，屡有康熙年间作者诊疗疾病的医案和心得体会，书末甚至有原手抄本抄录者“庆长氏”加入的个别内容。这些内容一方面突出了本书理论联系实际的特色，另一方面又说明了现在流传的版本，与顺治年间的初稿是有明显差异的。

本次对《眼科百问》的校注，采用印刷较为精良的河南省图书馆珍藏的光绪甲申（1884年）善成堂刻本作底本，以书业德本为主校本，参校本有宝兴堂本、有益堂本、大成书局和锦章书局两个石印本，点校的同时，并做适当的注释。

本书校注方法如下：

(1) 底本与校本不一致，而错讹、脱漏、衍文、倒文者，一般不在原文中改正，而出校记说明。无法确定者则存疑。

(2) 原书异体字、通假字、古字，或前后用字不同者，一般予以训释。版蚀湮灭之处，据校本补出，无法补出者则存疑。

(3) 对文中一些疑难的字、词、句，简略予以注释。注文排列于该页之下，与同页校勘之文字，以统一的序号顺序排列。

(4) 全书改用简体字横排，并采用现代标点符号，但对改用简体字易混其义者，如“餘”字简作“余”，又简作“馀”，当用“余”字其义易混时，一般使用“馀”字；古今字如“厭（yā压）”与“壓”，改用简体字则难明其义时，仍保留繁体字以利阅读；原书因繁体字相近而致的错讹，如“磨”作“麽”、“精”作“積”、“壅”作“癰”、“大腸”作“太陽”、“翳”作“醫”、“蕩”作“陽”、“新”作“親”、“脹”作“脈”、“齋”作“齊”等，在原文或注文中仍使用繁体字，以为理校之理。

为适应横排形式，凡“右方”“右药”的“右”字，悉改作“上”，不出注。

(5) 原书“眼图”一页，原在目录之前，今据宝兴堂刻本移于目录之后、上卷之前。

(6) 原书上卷无书题、作者姓名及籍贯，今据大成书局本补书题，据下卷文例补作者姓名和籍贯；下卷卷首书题“眼科百问下卷”前，原有“天雄贵乡苑家湾村苗其祥庆长氏新抄”十六字，而上卷同样文字原在眼图之前，并有“大清光绪十年榴月吉日新抄”十二字，据下卷文例一并移至作者籍贯和姓名之前。

校注者

2013年12月

崔　序

文之王子固，余家珠[1]王叔宝以渭阳[2]事余[3]者，性颖[4]异，博闻强识[5]，于书无所不沉酣[6]，经术[7]而旁通医。铁圭所及[8]，宛数斗菊水[9]。论心骨[10]，疮稚疲鲐[11]为之立起。一日出所著《眼科百问》一卷，恳余并一言。书中论辨，大抵原夫天时地气，推详人事，举五轮八廓、七表八里[12]、十二经络、七情六欲、五行五味，以及药性温凉、形色吉凶轻重、调护忌避之法，靡[13]不条分缕析。阐微畅曲[14]，如数掌上螺[15]，如秋潭澄冷，鉴物悉毫发[16]。不禁愕然讶，辗然喜[17]曰：子殆[18]踢翻金匮矣。盖闻医虽小道，攸关[19]实大，《周礼》体国经野，设官分职，以为民极[20]，莫尊于天子，莫要于天官[21]，而自医师[22]以卜[23]凡五职[24]，民之有疾病者，分而治之。其政令掌医师，而皆统于天官。天道好生，医以承天，可不谓圣人重事乎。以故先家宰[25]相公[26]，生平于医道甚殚思力[27]，无论家居[28]及委蛇退食时[29]，恒以方书侍左右，凡《本经》、《素问》与夫士安[30]、仲景、叔和、丹溪、东垣、河间诸名集，手披意索[31]，必穷精秘而止。探其方之良者，多为膏散剂，饮[32]作天布[33]，施矜庶[34]或梵篓[35]不自疗者，则资以遣两竖子[36]，用能持国[37]，是極民瘼[38]，不使一夫不获。揆之《周官》[39]，其有行古之道也欤。

余不敏，兼以驰驱王事[40]，于先君子广济课心[41]，窃思恢述[42]，固有志焉而未逮[43]。文之学问至此，使朝通显[44]，必克为苍生阽危救[45]。王元达曰："有此舅，有此甥。"余实愧之[46]。性是前人生平殚思力以从事者，不传诸子，传甥[47]。使[48]人睹文之著作溯厥源[49]，则至忻愿[50]耳。况医不足尽文之学，眼科亦不足尽文之医，但即此百问，亦可登大地瞽盲光明金色界[51]，无宜[52]付剞劂[53]以公之世。

大清顺治丁酉榴月[54]吉日

赐进士第奉大夫
奉敕饬安庐等处兵备江南提刑按察司佥事
前巡按浙江江南督理两淮盐课
辖江西湖广河南等处地方胡[55]广山西等道监察御史
愚舅崔胤弘书于金斗公署之胞舆轩

【校注】

① 家珠：家，对别人称自己的长辈或平辈，如“家父”“家慈”“家兄”“家弟”等；珠，指“掌珠”，又称“掌中珠”“掌上明珠”，比喻儿女或亲爱的人。下文王叔宝应是本序作者崔胤弘的姐丈或妹丈，此处称“家珠”，是对王叔宝极为珍爱的称呼。

② 渭阳：指甥舅关系。秦康公为太子时，曾送其舅晋公子重耳回国，至渭阳而作《渭阳》诗，后世因将甥舅关系称“渭阳”。此序作者崔胤弘是王子固的舅父，二人因称渭阳。

③ 事余：服侍我。

④ 颖：才能出众。

⑤ 博闻强识(zhì 志)：见闻广博，强于记忆。识，通“誌”，记忆也。

⑥ 沉酣：读书深入，如痴如醉。

⑦ 经术：指儒家之经典和技艺。

⑧ 铁圭所及：被其诊疗的病人。圭，指刀圭，乃古代量取药物的工具，此处借为为人诊治疾病；铁圭，刀圭如铁也，喻医技高超。

⑨ 宛数斗菊水：好像饮了数斗菊水河之水，立刻病愈身轻。宛，仿佛，好像；

菊水，在今河南省内乡县西北，据《艺文类聚》载，“南阳郦县有甘谷，……谷中有三十馀家，不复穿井，悉饮此水，上寿百二三十，中百馀，下七八十者名之大夭。菊华轻身益气故也。”

⑩ 论心骨：论述五脏六腑、四肢百骸的生理病理。

⑪ 疮稚疲鲐(tái 抬)：指患病的幼儿和瘦弱的老人。疮，泛指疾病；稚，幼童；疲，瘦弱；鲐为“鲐背”之省，指老人背部出现黑斑，如鲐鱼背部之有黑纹，象征长寿。如《尔雅·释诂》云：“鲐背，寿也。”

⑫ 七表八里：《脉诀》指出脉象有表脉七种、里脉八种。详见本书正文第七问。

⑬ 靡：无。

⑭ 阐微畅曲：阐述、畅叙精妙而又深隐的医学理论。微，精深、精妙；曲，深隐的道理。

⑮ 如数掌上螺：像察审掌上的螺纹那样清晰。

⑯ 如秋潭澄冷，鉴物悉毫发：像秋天的潭水那样澄澈清冷，用其照物，连毛发都能清楚地显现。

⑰ 辗然喜：高兴得辗转反侧、卧不安席。

⑱ 殆(dài 代)：几乎。

⑲ 攸关：所关。

⑳ “体国经野”三句：语出《周礼》，义为通过体国经野、设官分职，作为天下民众的准则。体国经野，指创建国家、治理国家。体国，指营建国中的宫城门途，如身之有四体；经野，指管理郊野的丘甸沟洫(xù 序)，如织布机之有经纬。设官分职，设立官职，划分职责。民极，民众的准则。

㉑ 天官：周代称辅佐天子的“冢宰(众长之长)”为“天官”。

㉒ 医师：官名，《周礼》天官之下属，为众医之长，掌医之政令。

㉓ 卜：据文义，当作“下”。

㉔ 凡五职：(医师以下)共有上士、下士、府、史、徒等五种官职等级。

㉕ 先家宰：本序作者崔胤弘家中已故的管家。先，指已经去世的；家宰，古代卿大夫家中的管家。崔为明末清初之较大官僚，其管家故称家宰。

㉖ 相公：对人的尊称。

㉗ 甚殚(dān 丹)思力：用尽精力，费尽心思。殚，竭尽；思力，思维能力。

㉘ 家居：无事在家闲住。

㉙ 委蛇(yí 移)退食时：公馀休息的时候。语出《诗经·召南·羔羊》"委蛇委蛇，自公退食"。委蛇，从容自得貌；自公退食，自办公事的地方回家就食。

㉚ 士安：晋代皇甫谧，字士安，著有《针灸甲乙经》。

㉛ 手披意索：用手打开并翻阅书籍，用心思索书中之奥妙。

㉜ 饮(yìn 印)：以饮料给人或畜饮，或泛指给人饮食。此指施药给人。

㉝ 天布：散布到满天下所有的穷苦病人。

㉞ 矜庶：鳏寡孤独等贫困的民众。矜，同"鳏"，无妻或丧妻的男子，此泛指鳏寡孤独者；庶，民众。

㉟ 梵(péng)篓：毛发枯槁散乱，背偻腰曲的重症病人。梵，"芃"的俗写。芃者，兽毛蓬松貌；篓，疑当作"偻"，伛偻(yǔlǚ 雨屡)也，脊梁弯曲而驼背，久患精血不足所致。

㊱ 资以遣两竖子：帮助病人治疗疾病。两竖子，又作"二竖子"，指病魔。义出《左传成十年》，晋景公梦见自己的疾病变成两个小童子，藏在自己的膏肓处，遂成不治之症。因此，后世称人所患的疾病为"二竖"，病至不可救药为"病入膏肓"。

㊲ 用能持国：其作用能像持国天王一样保护众生。持国，佛教所说的护世四天王之一，主守东方，故称东方持国天王，据说他能护持国土，并且慈悲为怀，保护众生。

㊳ 極民瘼(mò 莫)：以民众的疾苦为急切之事宜。極通亟，急也；民瘼，民众的疾苦。

㊴ 揆(kúi 葵)之《周官》：揆度《周官》记载的周代医事制度和众医职责等内容。《周官》，《周礼》的原名。

㊵ 驰驱王事：为完成王命差遣的公事而策马疾驰。

㊶ 于先君子广济课心：对先君子那种广泛地救济、教化民众的志愿。先君子，指前文褒奖的自己家的"家宰相公"，因已去世，故称"先"；课，教书讲学，此指教育民众；心，志望。

㊷ 窃思恢逑(qiú 球)：心里本欲对先君子的高尚情操予以发扬、弘大，并以实际行动与之相匹配。恢，弘大、发扬；逑，匹配。

㊸ 固有志焉而未逮(dài 代)：是我原本的志向，却没能做到。逮，及，达到。

㊹ 使朝通显：假若有一天其地位升迁、声名大噪。通显，官位高、名声大。

㊺ 必克为苍生阽(diàn 店)危救：必能成为解救百姓病痛和危难的高明医家。克，能够；苍生，百姓也；阽危，濒临险境。

㊻ “王元达曰”四句：王元达夸赞我们甥舅说：“有这样的舅父，才能有这样的外甥。”我实在愧于接受如此称赞。王元达，史书未载，疑为本序作者之同僚。

㊼ “性是前人生平殚(dàn 单)思力以从事者”三句：人们的本领和技能，是前人终生殚精竭虑尽心工作的经验积累。我的能力(如果还算较强的话)却不是传给儿子，都传给外甥了(此用调侃的语言，表达了作者的自豪感)。性，人们具有的能力、本事；殚，竭尽；思力，思维能力；从事，干某项事业。

㊽ 使：假若，如果。

㊾ 溯厥源：追溯他的本源。厥，他的。

㊿ 忻愿：美好的愿望。忻，同欣。

51 光明金色界：明亮的金色世界。佛教语，金色界指佛所居住的世界。

52 无宜：宜也。无，发语词(语首助词)，无义。

53 剞劂(jījué 机诀)：刻镂的刀具。此处指雕版、刻印。

54 丁酉榴月：丁酉，指顺治十四年(1657年)；榴月，即五月。

55 胡：据文义当为“湖”。

夏　序

自庚寅岁[①]，霪霖绵集[②]，河伯[③]横决，吾垣[④]适当其冲，桑田尽为沧海，城市遍作舟梁[⑤]，士民[⑥]受湿热而病目者，不下数千馀家，越甲午[⑦]夏日益甚。余心恻然久之，遂慨以明目为己任。然有恐术业未工，或阶之厉[⑧]，于是棹[⑨]小舟渡北岸，过白马[⑩]傅仁庵先生处，咨以秘义。先生遂授余七宝膏、八珍膏、郁金散并诸汤剂，医目之大略尽此矣。外有真人光葆[⑪]眼科一册，内俱七十二问，分条类症尚未详善。复造吾垣文之王先生第，资考证焉。盖以王先生，世大儒，学问、见识、才力俱加人一等，素务学业，因病目博阅医书，其于眼科尤精。将前七十二问，代余深加增损，制为《眼科百问》，五轮八廓之中，内外虚实之际，天时人事之间，变化药方之法，无不剖析明透，开列精详。后有求余者，即以其方施之，人人获济。余窃喜曰：药理完善至此，下民其有瘳[⑫]乎？余不忍没其德也，故为序。

时顺治乙未履端[⑬]之吉

教下眷弟[⑭]夏通引顿首撰

【校注】

① 庚寅岁：指清代顺治七年（1650 年）。

② 霪霖绵集：阴雨连绵不断。霪，连绵不停、过量的雨。霖，久下不停的雨。绵，延续不断。

③ 河伯：古代神话中黄河的水神，此指黄河。

④ 垣：指长垣县。

⑤ 城市遍作舟梁：人口密集的地方，众多的舟船相互拥挤，连接如同桥梁。城市，此指人口较多，密集居住，并具有一定商业活动的地方。舟，即船。梁，桥梁。“舟梁”指连船为桥。

⑥ 士民：士大夫和普通百姓的并称，泛指人民、百姓。

⑦ 甲午：指清代顺治十一年(1654 年）。自庚寅岁发洪灾至此已五个年头。

⑧ 或阶之厉：（因术业不精，）或许就成了灾祸的原由。阶，缘由。厉，灾祸。“阶之厉”，用如《左传·隐三年》“阶之为祸”句，亦可简为“阶祸”，意为“祸害的原由”。

⑨ 棹(zhào 兆)：划船。

⑩ 白马：古地名，在今河南省滑县白道口镇境内。

⑪ 光葆：据《眼科龙木集》的著者署名，当为“葆光”。

⑫ 瘳(chōu 抽)：损害。

⑬ 乙未履端：乙未指顺治十二年（1655 年），履端为一年之始，即正月初一。

⑭ 眷弟：旧时姻亲互称，对平辈自称“眷弟”，对长辈自称“眷晚生”，对晚辈自称“眷生”。

眼　图

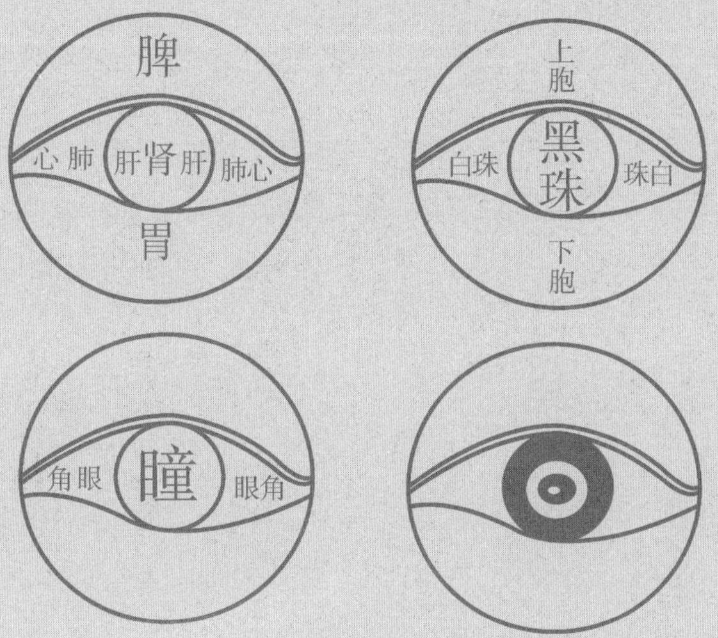

白珠属肺兮白金宜详
黑珠属肝兮青水相将
瞳人属肾兮黑水莫忘
二角属心兮赤火短长
两胞脾胃兮黄土中央

目　录

【校注】

① 补遗：二字原夺，据原书正文补。

【说明】

“第一问论目病内附耳鼻唇舌”以下凡一百一十一问，原目录标题与正文标题均不一致。目录标题是原作者对每问内容的高度概括，简明而扼要，本次排印未作修改。

眼科百问上卷

天雄贵乡苑家湾村苗其祥庆长氏

大清光绪十年榴月吉日新抄

垣邑[①]王行冲文之氏编著

第一问　人之目病何也

答曰　目之病，肝之病也。盖肝开窍于目，故目病为肝之病也。《内经》曰：心开窍于舌，肺开窍于鼻，脾开窍于唇，肝开窍于目，肾开窍于耳[②]也。假令目之病为肝之病，自属以柴胡、川芎、青皮疏肝，以防风、羌活去风。夫去风何必羌、防？以羌、防为太阳经风药，诸棹眩[③]皆属肝木，故治目之药皆风药也。且目内眦为足太阳，目锐眦[④]为手太阳，故必用太阳羌、防也。菊花备五色，肝主色，故目病菊花为首药，有轻清归上之意。草决明，其色青属木，故能使目明也。木贼能克木[⑤]，磨水能令光滑，去翳者，亦类象也。又云翳[⑥]者，太阴湿土之气[⑦]，苍术不可少也。人之首以象天，于卦为乾金[⑧]，故首之病先清肺金，黄芩、栀子、桔梗清肺火也，枳壳、陈皮顺肺气也。肺气实者，大黄可酌用。白芍、柴[⑨]泻肝火。

◉主方

决明　菊花　木贼　苍术　羌活　防风各五分　柴胡　川芎　薄荷　青皮各五分，以上四味属肝，左目重者倍用　栀子　黄芩　枳壳　陈皮　桔梗各五分，以上五味属肺，右目重者倍用　大黄五分，清肺、清大肠之火，火多及大肠实者当多用之，大便泻者禁用，以大黄下，能引诸清火药速下

上药十六味，不用姜枣引子，用水一碗半，煎至一碗，晚上临卧人足定时徐徐服之，次晚服渣。任是目病极重极痛，三更即愈。愈后避风一二日，忌辛物五七日，永不再犯。人有不明煎药之度

者，当令称水十两[10]，煎至四两，是其度也。服渣可用六两煎至四两。大约补药不嫌熟，利水不嫌生，治目之药系清火利水药，令猛火煎二滚可也。又有一种愚人，不听医人禁戒，好清晨空心服药，殊不知眼目之药最要合目避风，若清晨服药，非不暂时眼目轻快，稍迟一刻即如鎚[11]𠜂刀刺，轻不过受苦，重则双眼损坏，不可不知。

舌之病难治，大约兼胃热或饮食不调所致。心热，用黄连清心火。三阴经络于舌本，甘草，三阴经药也，故治喉舌多用甘桔汤[12]也。元参、牛子清利咽喉，石膏清胃，再加清顺肺气，而舌病可愈也。

◉**主方**

黄连　元参　牛子各五分　石膏钱[13]　黄芩　桔梗　栀子各五分　枳壳　陈皮　甘草　神曲　麦芽　山楂　大黄酌用

上用竹叶五个，水一碗半，晚服。其有目病兼舌病者，参此治之。

舌病因饮食不调，或因饮食过度，外症必有面肿、目肿之病，或胸膈实满，当从主方治之。或有饮食不能应时，或忍饥过度，当于平胃散中求之。

◉**主方**

石膏钱　牛子　黄芩　栀子　枳壳　桔梗　元参　神曲　麦芽　山楂各五分　苍术　陈皮　川朴　甘草各钱　姜一片、枣一枚为引

鼻之病，肺之病也，宜清肺顺气，加天冬、麦冬、杏仁润肺，麻黄散肺中风寒。

◉**主方**

黄芩　栀子　桔梗　陈皮　川朴　天冬　麦冬各钱　半夏

三分　杏仁　麻黄　薄荷各五分　大黄五分　竹叶五个为引

有目病兼鼻病者，参此治之。余昔治夏娘娘庙史姓者，年三十馀岁，系劳力之人，两鼻孔不透，按之肿硬如骨。余正难其治法，其人云：我鼻未塞时，先鼻口出热气，以后渐至肿塞。为此，余乃用前主方加石膏钱，白芷五分，与二剂，后日馀见之，其孔少开，又与二剂全愈。乃知治病不必皆亲身经历，然后施治也。

唇病专治脾。唇红者为脾热，无脾热之症者，为食禄之人。唇紫者为血热之甚也，当用赤芍凉脾血。唇肿者为食积，当用神曲、麦芽、山楂、缩砂以消之。唇破裂者为脾燥而不和，当用石膏、连翘、白芍以润之，再加清肺顺气，而脾病可愈也。

◉**主方**

赤芍钱半　白芍　神曲　麦芽　山楂各五分　砂仁三分　石膏钱　连翘泻诸经客热又能败毒　黄芩　山栀　桔梗　枳壳　陈皮　川朴各五分　甘草三分，竹叶五个为引

有目病兼唇病者参此治之。

耳之为病，肾之虚也，人多不信。但遇耳鸣者，与知母二钱煎水服之，下咽即止。小儿溏耳[14]，余令用知母，其父不信，且云：小儿两三岁，情豆[15]未开，有何肾虚？余与知母二钱，五日服完。未至五日，其耳已干，愈矣。耳之经络属少阳，当用柴胡、川芎以散少阳之火，加三消[16]以防湿土之克寒水，加清肺顺气以清在首乾金之邪火，而目病可愈也。

◉**主方**

知母　柴胡　川芎　薄荷　青皮各五分，在左倍用之　黄芩　栀子　桔梗　枳壳　陈皮各五分，在右倍用之　神曲　麦芽　山楂各五分　大黄分

上用盐一握为引，水一碗半，晚服。有目病兼耳病者，参此治之。

岁次甲辰[17]，余岁试天雄[18]，同寓韩觉宇病耳聋，同□[19]唐重华令余治之，余思菊花安心明耳目，菖蒲开心窍更治耳聋，遂用前方入菊花一钱，菖蒲二分，半夏三分，临卧服，一剂即愈。

【校注】

① 垣邑：河南省长垣县之古代称谓。

② 心开窍于舌……肾开窍于耳：此五句非为《内经》原文，而是根据《素问·金匮真言论》《灵枢·五阅五使》等篇经文之内容归纳而来。

③ 诸棹眩：《素问·至真要大论》相关文句中"诸"后有"风"字，此处非引用《内经》原文。但据此"风"字，下句"故治目之药皆风药也"可更合理。"棹"，大成书局本作"掉"，义长可从。掉，摇、摆、颤动。眩，眼睛昏花不清。

④ 锐眦：即小眦、外眦。

⑤ 木贼能克木：木贼善能消磨目翳，并治血痢、泻血、血痔、血崩、月事淋漓、疝气等属于气滞血瘀、肝郁不疏者。所治皆肝胆木邪横逆之病，故曰"木贼能克木"。

⑥ 云翳：黑睛所生片状之翳，与"星翳"相对而言。

⑦ 太阴湿土之气：运气学说术语，即天地间之湿气。

⑧ 人之首以象天，于卦为乾金：八卦学说里，乾卦为天，属金；人之首位于高巅，尊贵亦象天，故曰"于卦为乾金"。

⑨ 柴：其下宝兴堂本有"胡"，此处脱文。

⑩ 十两：约 300 毫升。旧秤一斤为 16 两，一两约 30 克。水之一两约 30 毫升。下同。

⑪ 鎚：据文义，当作"锥"。

⑫ 甘桔汤：即《伤寒论》治疗少阴咽痛的"桔梗汤"，由甘草、桔梗组成。

⑬ 钱：一钱。在中医处方剂量未采用公制克（g）、毫克（mg）的时候，医生在

开处方时，往往将中药剂量一两写作两、一钱写作钱、一分写作分……下同。

⑭ 溏耳：耳屎湿而稀者。

⑮ 豆：大成书局本作“窦”，义长可从。

⑯ 三消：指神曲、麦芽、山楂三味消导药。下同。

⑰ 甲辰：指康熙三年（1664 年）。

⑱ 岁试天雄：在大名府城参加岁试。岁试指辰、戌、丑、未年在府城或省属的州城举行的科考，考试的任务有二：一是从童生中考选出秀才（县里举行的考试，童生的第一名才是秀才），二是对原有的秀才进行甄别，按照成绩优劣分别给予奖惩。天雄，指大名府（今河北省大名县）。大名府是古代藩镇——天雄军驻扎之地，故又称“天雄”。

⑲ 同□：“□”处原为空白。“同□”，大成书局本作“同寓”。

第二问　目之病为肝之病，其于五脏亦各有属乎

答曰　此五轮之说也。盖乌珠属肝，为风轮。《内经》云：肝藏血。肝实则乌珠[①]突起，肝虚则乌珠注下，肝热盛则乌珠蓝，肝受寒则乌珠不圆。

经络属心，为血轮。《内经》曰：心生血。心热则经络红赤，心为七情所迁[②]则不能生血，晃晃无所见，红丝在大小眦内。

眼胞属脾，为土轮[③]。脾胃受湿则眼胞肿。《内经》曰：脾统血。脾气过清[④]则不能统血，而夜不能寐，目病作矣。脾主肌肉，故努肉[⑤]侵睛皆脾热也。

白珠属肺，为气轮。《内经》曰：肺为五脏华盖，清气所居也，主持一身，故为气轮也。脾[⑥]热则白珠红，无是大乘金[⑦]也。

《内经》又云：诸气膹郁，皆属肺金[⑧]。故动气亦能动目病也。

瞳人属肾，为水轮。人之坐胎，光[⑨]生两瞳人，所谓天一生水[⑩]之说也。故肾水虚则目不明矣。肾实则甚明，肾稍热则微昏而赤。

此五轮之候也。

【校注】

① 乌珠：又名黑睛、青睛，均指黑眼珠。

② 迁：大成书局本作“牵”，义长可从。

③ 土轮：据文义当为“肉轮”。

④ 脾气过清：指脾气虚亏。清，有清冷、清稀之义。

⑤ 努肉：“努”为“胬”之古体。“努肉”为突出起来的、多余的赘肉。

⑥ 脾：大成书局本作“肺”，义长可从。

⑦ 无是大乘金：“大”，据文义当作“火”，即心火。全句义为：白珠红赤者，如果不是前句所谓的“脾(肺)热”，就应是心火乘肺金。

⑧ 诸气膹(bēn 奔)郁，皆属肺金：义出《素问·至真要大论》，原文为“诸气膹郁，皆属于肺”。诸气，指各种气机方面的病变。膹，呼吸急迫。郁，胸部痞闷阻塞。

⑨ 光：大成书局本作“先”，义长可从。

⑩ 天一生水：意为瞳人属水，其水源于天一所生肾中之真水（肾藏之精）。天为阳，一三五七九奇数亦为阳，故称天数，即天一、天三、天五、天七、天九。地为阴，二四六八十亦为阴，故称地数，即地二、地四、地六、地八、地十。天数与地数阴阳相合而生水、火、木、金、土五行，即天一与地六合水、地二与天七合火、天三与地八合木、地四与天九合金、天五与地十合土。古人又将一二三四五称为生数，六七八九十称为成数，故曰“天一生水，地六成之；地二生火，天七成之……”。“天一生水”义源于此。

第三问　五轮之说详矣。所谓八廓者，何也

答曰　关泉养化与抱阳，传道水谷津液藏，清净会阴共八味，熟读此歌再推详。

关泉一名泪泉，在目小眦[①]。手太阳小肠之所治也。

养化者，养其造化之功[②]，以目光之及物者言之。手少阳三焦之所治也。

抱阳者，谓抱藏阳气，光明触物，此以抱于内者言之[③]。手厥阴心包、命门之所治也。

大肠谓[④]传道之官，变化出焉，肺之夫也[⑤]，喜静而恶燥。治在手阳明。

胃为水谷之海，五味出焉，脾之兄也[⑥]，喜燥而恶湿。治在足阳明。

胆者中正之官，决断出焉，故清净之部[⑦]足少阳之所治也。

膀胱者，州都之官，津液藏焉，故津液之部足太阳之所治也。

会阴一穴，在二阴之间，任脉所起，肾主二便，故知会阴为肾之所治也。

【校注】

① “关泉一名泪泉”二句：关泉，为廓名，又名“泪泉”。泪泉，分泌眼泪之所。经今人观察，目小眦附近确具泌泪之“泪腺”。

② 养其造化之功：荣养眼的生成、化育视觉（“目光之及物”）的功能。

③ “抱藏阳气”三句：眼内抱藏的阳气，产生光明，感知外界之景物。抱阳即是指抱藏于眼内的阳气而言。

④ 谓：据下句“胃为水谷之海”文例，当作“为”。

⑤ 肺之夫也：大肠与肺相表里，大肠属阳，肺则属阴，故云大肠为肺之夫。

⑥ 脾之兄也：脾胃同为后天之本，然胃阳脾阴，胃主受纳水谷在先，脾主运化水谷之精微在后，故云胃为脾之兄。

⑦ 清净之部：清净的部位。胆为“清净之府”，故属清净的部位。

第四问　天时亦能有病目乎

答曰　此五运六气[①]之说也。鬼臾区[②]云：甲己之岁，土运统之。乙庚之岁，金运统之。丙辛之岁，水运统之。丁壬之岁，木运统之。戊癸之岁，火运统之。甲为土运太过，己为土运不及[③]。

子午之岁，上见少阴，热气主之[④]。丑未之岁，上见太阴，湿气主之。寅申之岁，上见少阳，火气主之。卯酉之岁，上见阳明，燥气主之。辰戌之岁，上见太阳，寒气主之。巳亥之岁，上见厥阴，风气主之。午为正化之火，子为对化之火[⑤]。他数放[⑥]此。

以甲己土运言之，甲为土运太过，真水受亏，真阴不升，火热不降，而瞳人损无；己为土运不及，风水[⑦]来克不足之土，则脾不能统血，而目昏花矣。以子午火气言之，子为火之对化，司令之虚[⑧]，火主离明[⑨]，普虚则不能远及矣[⑩]。午为火之正化，司令之实，实之心火太炎，而赤痛之病生矣。馀以类通可也。

【校注】

① 五运六气：天地间之元气，时刻在变化运行着。五行之气依天道而运行，即

为“五运”，也即下文所谓之土运、金运、水运、木运、火运；“六气”则是指自然界中存在的风、寒、暑、湿、燥、火等六种不断运动着的气象因素，即下文所谓之热气、湿气、火气、燥气、寒气、风气。

② 鬼臾区：与岐伯均为黄帝之臣。

③ “甲为土运太过”二句：天干分阴阳，甲、丙、戊、庚、壬为阳干，乙、丁、己、辛、癸为阴干。阳干之年五运将出现太过之变化，阴干之年五运将出现不及的变化。故曰“甲为土运太过，己为土运不及”。

④ “子午之岁”三句：子午之岁，少阴之气司天，故谓“上见少阴”；少阴为君火，其性为热，故曰“热气主之”。以下仿此。

⑤ “午为正化之火”二句：如注④所说，子与午均为君火，但午之方位在南，又为五月月建，南方与五月仲夏均属火，所以午为正化之火；子为十一月月建，居正北方，与正南方之午遥遥相对，故子为对化之火。

⑥ 放：锦章书局本作“仿”，义长可从。

⑦ 水：据文义，当作“木”。

⑧ 司令之虚：主司火气之不足。司，主司、主管。令，本为时令、节令，此指六气中之火气。

⑨ 火主离明：五行中的火气象征光明。离，通“丽”，明丽、绚丽之义。

⑩ 普虚则不能远及矣：普，有广泛之义。普虚，指火气明显不足。眼之光明能视，靠阳火之温煦，六气之火气不足，人体之阳火失助，故致眼目不能视远。

第五问　有如甲午之岁，甲为土之太过，瞳人受损，午为火之正化，赤痛病生。而一岁之中，有然有不然者，何也？

答曰　此正脉地[①]之使然也。《保命集》云：西北风高土燥，常苦渴闭痈疽；东南地卑水湿，多患肿痛疟痢。即为吾垣，辰、巳年水未入城，病雀目正有水之处。至今岁甲午，城中有水，城中之人亦病雀目，此则地气使然也。

【校注】

① 脉地：据下文第六问文例，当倒转作"地脉"。

第六问　果如地脉之论，则人皆在水中，则人皆当病目矣。而一家中止有一二人病目者，何也？

答曰　此正人之苦藥[①]不同，以及六郁七情之所治也。盖人所处之地太顺，则凡事过肆，不知禁忌，唯以适己之事为，而不知其害即伏于此。所处太逆，则愁苦无聊，过耗心血，不能安养，此病之所由也。七情，一曰善[②]生于心也，过则神散，而目无静光矣；一曰怒生于肝也，过则血实而目瞪，虽夜卧亦不能合矣；一曰爱生于胆中也，过则目枯涩，视物及[③]多泪矣；一曰恶生于心主也，过则左目干涩，白睛红矣；一曰哀生于肺与心也，过则目干枯涩矣；一曰惧生于肾也，过则视物淆乱矣；一曰欲生于脾也，过则夜多思而不能寝矣。

【校注】

① 藥(药)：大成书局本作“樂(乐)”，义长可从。

② 善：大成书局本作“喜”，义长可从。

③ 及：锦章书局本作“反”，义长可从。

第七问　有人苦乐相同，所处之地亦相同，而目病不同者，何也

答曰　此当在脉中七表八里详细区分之也。《脉经》曰：浮、芤、滑、实、弦、洪、紧，此为七表，属阳，以少阳之数七[①]也；微、沉、缓、涩、迟、伏、濡、弱，此为八里，属阴，以少阴之数八[②]也。故目病而脉浮者，风也，当散其风；病目而脉芤者为血，当安其血；病目而脉滑者为痰，当豁其痰；病目而脉实者，当消其积；病目而脉弦者，当节其劳；病目而脉紧者，当通其痛；病目而脉洪者，当退其热；病目而脉微者为寒，当温其寒；而脉沉者，为气；而脉缓者，当渗其湿；而脉濇[③]者，当补其血；而脉迟者，当除其冷；而脉伏者，当通其滞；而脉濡者，当滋其阴；而脉弱者，当益其阳。此万古不易之论也。

【校注】

① 少阳之数七：少阳为《易经》四象之一，其数为七。(七为少阳，九为老阳。)

② 少阴之数八：少阴为《易经》四象之一，其数为八。（八为少阴，六为老阴。）

③ 濇（sè 色）："涩"的异体字。下同。

第八问　七表八里固如是之详矣，而十二经络亦于目有所属乎

答曰　手足三阳经皆络于目，而阳明多。手足三阴经皆无涉于目，而厥阴微近之[①]。手足太阳在头四道，行督脉两旁，而络于目大眦[②]，大约长发之处多太阳也。少阳在耳前后，虽不络于目，而瞳子窌即俗呼太阳穴[③]也，与目小眦相近，故少阳之病，亦尝有及于目也。阳明行口四白、牙床，循鼻而上，并目上下，大率阳明之经在面者多也。八廓之名虽异，三阳之府也[④]。手足太阴在腹内旁，治在腹中。少阴行腹之中、任脉两旁，治在虚寒。厥阴在腹之侧，近于少阳，治半表半里。厥阴循咽喉内而上，与督脉上会于巅，故厥阴亦有头痛而病目者。五轮之名虽异，皆三阴之脏也[⑤]。唯五轮皆在目，故经络不与焉[⑥]。

【校注】

① 厥阴微近之：足厥阴肝经之脉，与眼的距离稍近些。按厥阴肝经，循行于体表者，确实不上头面；而循行于身体深部之支脉，循喉咙之后，上入颃颡，连目系，上出额，与督脉会于巅。所以，足厥阴之支脉不但与眼"微近之"，而且直接与目系相连。

② "手足太阳在头四道"三句：头部正中之督脉两边，旁开 1.5 寸是足太阳膀胱经，其脉起于目大眦，行督脉两旁，向上再向后，后乃下项；足太阳膀胱经再向外旁开 0.75 寸，则为足少阳胆经。足太阳、足少阳二经左右各一，共合 4 道，合称"头四道"。但手太阳小肠经未上头项，而是从缺盆循颈上颊，分两

支与内、外眦相连。由此可知，原文称手太阳在“头四道”之说有误。

③ 瞳子窌(liáo)即俗呼太阳穴：此为误解。太阳穴为经外穴，别名前关，位于眉梢与小眦角连线中点，再向后约 1 寸凹陷处；瞳子窌则是足少阳胆经穴，别名后曲，位于目小眦外侧 0.5 寸处。可见瞳子窌位于太阳穴之前下方。窌，同髎。

④ 八廓之名虽异，三阳之府也：八廓的名称虽然不同，但均与三阳经之六府(腑)相关。

⑤ 五轮之名虽异，皆三阴之脏也：五轮的名称虽然不同，却均内属于三阴经之五脏。

⑥ 经络不与焉：五脏之经络为三阴经，三阴经脉大多不与头部和目窍相连。

第九问　目病皆属于肝，其治之亦有道乎

答曰　此固难于一例[①]治其肝也，当详其虚实焉。《内经》曰：肝藏血。血之虚实即肝之虚实也。虚则补之，实则泻之。

补之者，熟料四物：归身补血和血之盛剂，川芎散血生血之良药，白芍补血凉血而治腹疼，熟地补血生血而疗虚损。虚则补其母，肾为水，能生木，肝之母也。当用黄柏、知母以滋阴补肾，少加柴胡、青皮以为肝家之引，再入羌活、防风以[②]太阳之经络，更加菊花、决明以清肺顺气，而虚者可愈也。

泻之者，生料四物：归尾引血热而下行，川芎发实血而上散，赤芍破结滞之瘀血，生地宣阴分之热血。实则泻其子，心为火，为木所生，肝之子也。当用黄连、麦冬以清心泻火，多加柴、青以泻肝，量入[③]羌、防以散阳[④]，再入菊花、草决，加清肺顺气，而实者可泻也。

◉补肝四物汤

归身钱　川芎钱　白芍钱　熟地二钱　黄柏五分　知母五分　柴胡五分　薄荷　青皮　防风　羌活　菊花　决明　木贼　苍术　黄芩　栀子　桔梗　枳壳　陈皮各五分

上用白水一碗半，煎至一碗，晚服，次早服渣。

凡补血补肝之剂，当慎用之。欲用此药，必目中干涩不痛可用，不干涩者不可用；必女人失血动血之后头疼者可用，非女人失血之后头疼者不可用；或白色人面无精彩可用，或服寒药过多以致气血凝滞，目病久不愈可用，不然不可用也。此补剂虽当用，亦必少用些，须待见效，方可顿服大剂。若悮[5]服补剂至两目肿痛者，急服泻肝四物，方得痊愈。或本方去当归、白芍、熟地，加大黄服之，可保万全无虞。

◉泻肝四物汤此方凡外障可用

归尾分，或不用[6]　川芎五分　赤芍钱　生地钱　黄连　麦冬　柴胡　薄荷　青皮　防风　羌活　菊花　决明　木贼　苍术　黄芩　栀子　桔梗　陈皮　枳壳各五分　大黄分

水煎，晚服。此汤与前第一方主方，真百发百中，万举万当，不可轻视。

【校注】

① 一例：仅一种成规。

② 以：据文义及下文“实则泻其子”句中用羌、防之例，其后当有“散”字。

③ 量入：酌情加入。

④ 阳：据文义其前当有“太”字。

⑤ 悮：“误”的异体字。

⑥ 不用：宝兴堂本作“六厘”，可参。

第十问　眼赤痛者何也

答曰　此乃热盛也。盖心属火，其色赤，火盛则目赤，乃心乘于肝也。原病或[①]云：诸痛痒疮疡，皆属心火[②]。故热盛而痛也。治宜踈[③]肝汤加黄连、麦冬，甚则加酒大黄泻其心火，而自愈矣。《龙木集》用八正散，非也。

◉主方踈肝汤

菊花　决明　木贼　苍术　防风　羌活　柴胡　薄荷　川芎　青皮　黄连　麦冬　黄芩　栀子　桔梗　枳壳　陈皮 各五分　大黄三分

上用白水一碗半，煎至一碗，晚服，次晚服渣。

【校注】

① 或：据文义当作“式”。

② 诸痛痒疮疡，皆属心火：语出刘完素《素问玄机原病式》。

③ 踈：“疏”的异体字。下同。

第十一问　目赤而不痛者何也

答曰　此肝之热也。其症有三：一为酒病，酒热上灿于肺[①]，肺为上焦，故上焦热而目赤也。此不必治也，但戒酒而自愈矣；一为肝之实，《甲乙经》云：肝实善怒，怒则伤肝，故目赤也，治宜疏通其肝，而自愈矣；一为昼卧初醒，盖肝统血，脾多血则嗜卧，卧则血溢于肝而目赤，此亦不必治，但少迟则自退矣。

疏肝散柴胡、川芎二味，肝之表药，凡在上者属表为阳，眼科所不少也；青皮一味，肝之里药，凡在下者，属里为阴，故柴、芎属经，青皮归脏也。此三味善平肝疏肝，以服药不动怒为验。再加生地、归尾，而肝之困可疏矣。《龙木集》拨云散、顺气散、退赤散、秘方拨云散，皆杂而无当。

◉疏肝散

柴胡钱　川芎钱　青皮钱半，醋炒　生地钱　赤芍钱　归尾五分　菊花　决明　木贼　苍术　黄芩　栀子　桔梗　枳壳　陈皮各五分　大黄分

白水一碗半，煎至一碗，晚服，次晚服渣。

【校注】

① 酒热上灿于肺：酒的热气上熏于肺。灿，灿烂光彩，“上灿”引申为“上炎”。

第十二问　《龙木集》中《二问》，目赤而不痛为肝之实，《三问》目赤为肝之虚者，何也

答曰　肝之虚实，当于肺定之，《龙木》之论非也。《灵枢经》云：从前来者为实邪，从后来者为虚邪[①]。假如目病而得肾之脉沉而滑，眼圈常带黑气，为虚。谓水能生木，水从木后来也，治宜益水；假如目病而得心之脉洪大而数，两目红赤如火，为实。谓火为木所生，火从木前来也，治宜清心益水。

◉**主方**

黄柏钱　知母钱　当归　川芎　白芍　熟地各一钱　柴胡　薄荷　青皮　菊花　决明　木贼　苍术各五分　黄芩　栀子　桔梗　枳壳　陈皮各五分

【校注】

① “从前来者为实邪”二句：依五行相生之序，我生者（我之子）为前，生我者（我之母）为后。从我生者传来之邪多为实邪，从生我者传来之邪多为虚邪。

第十三问　如子所言，从后来者为虚邪，《龙木集·三问》中补肝三方亦可用乎

答曰　此决不可用也。《龙木》黄芪丸[①]，黄芪能补三焦元气，如果气虚，则白珠属肺属气，不能赤矣，黄芪、防风果可用也；丹皮泻手厥阴、足少阴，又与补药无涉，用之何意？活血煎[②]中，乳香、没药香燥之药，果能活血乎？当归丸[③]无柴、芎等项，何以补肝？紊乱黄芪丸之意，亦与肝虚无当。如愚所言，从后来者，两目周围常带黑气，脉沉细而迟，是为肾不能生肝，以致血虚，或男子失血、虚损之后，或女子血枯、羸[④]瘦、潮热，脉俱数而无力，两目昏暗，当用前益水条内治法，所为[⑤]虚则补其母也。补肝之法，无愈[⑥]于此，故不另立方。

【校注】

① 《龙木》黄芪丸：原名“秘传黄芪丸”，由炙黄芪、防风、炒茴香、白蒺藜、牡丹皮组成。

② 活血煎：由当归、地黄、川芎、香白芷、羌活、乳香、没药组成。

③ 当归丸：即黄芪丸去黄芪，加当归而成。

④ 羸：有益堂本作“羸”，义长当从。

⑤ 为：据文义，当作“谓”。

⑥ 愈：大成书局本作“逾”，义长可从。

第十四问　目痛而不赤者何也

答曰　此世俗所为白害眼也。盖肺之气[1]真气完固，或肺金原清，故心火乘肝而痛也。疼微者不可服药，痛甚者治以防风、羌活以散其火，黄连、麦冬以清其心，柴胡、川芎以疏其肝，枳壳、厚朴以顺其气，菊花、决明以安其神，入熟四物汤加茯神，而白害可愈矣。

◉主方

菊花　决明　木贼　苍术　茯神　枣仁各五分　远志三分　防风　羌活　黄连　麦冬　柴胡　川芎　薄荷　青皮　枳壳　厚朴各五分　当归三分　白芍七分　熟地钱

【校注】

① 气：据文义疑衍。

第十五问　大眦赤者何也

答曰　此心之实也。目大眦，足太阳膀胱之分；又泪泉为关泉之廓，属小肠；为津液之郭[①]，属膀胱，皆太阳经也，乃心火干于太阳也。《龙木集》三黄丸[②]药性虽近似，而不可用。张仲景泻心汤，用此谓苦以泻心也，犹恐不能上达，又用滚水少盪药，如泼卤之法[③]，为丸则直下达而不能上升矣，乌可用乎？菊花散[④]亦泛而无当，必入泻心汤用之方妙。此症不甚者不须服药，甚者清心泻火可也。

◉主方

黄连　麦冬　羌活　防风各一钱　菊花　决明　木贼　苍术　柴胡　薄荷　川芎　青皮各五分，在左倍用　黄芩　栀子　桔梗　枳壳　陈皮各五分，在右属肺倍用之

【校注】

① 郭：大成书局本作“部”，义长可从。

②《龙木集》三黄丸：即黄连、黄芩、大黄，炼蜜为丸。药味与仲景泻心汤同。

③“用滚水少盪药”二句：为使药物之气轻扬，以利清泄上部无形之邪热，仲景泻心汤煎服法设为：用滚开的沸水冲泡药物，渍之须臾，绞去滓，分为两份，两次温服。“盪”同“荡”，冲、涤之义。

④ 菊花散：《龙木集》方，组成为炒白蒺藜、羌活、木贼、蝉蜕、菊花。

第十六问　小眦赤者何也

此心火乘少阳之邪，干于手太阳小肠也。在左属肝，得之怒者多；在右属肺，得之气郁者多。此盖气恼干于少阳，故少阳连及于目也。不甚者不必服药，甚者以泻心汤以退少阳之邪，

左加川芎、青皮，右加芩、栀、壳、朴而自愈矣。《龙木》为心之虚，非也。

◉**主方**

柴胡钱半　半夏三分　甘草五分　菊花　决明　黄连　麦冬　防风　羌活　木通各五分　川芎　薄荷　青皮各五分，在左倍用之　黄芩　栀子　桔梗　枳壳　陈皮各五分，在右倍用之

第十七问　目多泪者何也

答曰　此肾之虚热并于肝也。《经》曰：肾主五液，入肝为泪，入心为汗，入脾为涎，入肺为涕，自入为唾[①]。《原病式》曰：诸寒收引，皆属肾水。谓寒水得位，自能收引也。肾水虚则不能收摄水液，又乘乎肝之虚热，则从而泪出矣。《龙木》谓目睛多泪为肺之实，迎风流泪为肾之虚，而泻肺汤、石燕散、蚕沙汤、艾煎丸，皆无切实止泪之药，皆不可用。当从补肾，使水有所归，而自愈矣。

◉**主方**

熟地钱，目病而多泪者勿用，无病用　知母五分　黄柏五分　柴胡　薄荷　川芎　青皮各五分　防风　羌活　菊花各五分　胆草二分　黄芩　栀子各五分　桔梗　枳壳　陈皮各五分

此经验之方也。如服药时，泪止二三日，住药又复初，此肾虚之极，当用滋阴地黄丸。相书云：眼光如水，男女多淫，又当制其相火也。

◉**滋阴地黄丸**

菊花　胆草各两，二味止泪　丹皮　薄荷　茶茗　天冬各二

两，以上四味制右肾命门相火　熟地四两　山药　茯苓　山萸各二两　泽泻两半

共为细末，炼蜜为丸，每日晚服三五钱，白水送下。

【校注】

① “肾主五液”六句：此为“五脏化液”之说，义出《素问·宣明五气篇》，原文为“五脏化液，心为汗，肺为涕，肝为泪，脾为涎，肾为唾，是谓五液”。

第十八问　目肿痛而多泪者，何也

答曰　此脾之湿土、心之君火併与肝家，而为肝之实热也。盖肿者属脾，《原病式》云：诸湿肿满，皆属脾土，痛者属心火。有此诸实之症，故为肝之实也。治宜柴胡、川芎、青皮、胆草以退肝经有馀之热，加苍术、陈皮以去脾中之湿，加黄连、连翘、黄芩、栀子以退心经之热，而热泪自愈矣。宋太素心法[①]云：胆草去泪如神，泪止即去之，多服致干涩而痛矣。此经验之言也。

◉**主方**

菊花　决明各钱　防风　羌活各五分　胆草二分　神曲　麦芽　缩砂　山楂　黄连　连翘　黄柏　知母各五分　柴胡　薄荷　川芎　青皮　黄芩　栀子　桔梗　枳壳　陈皮各一钱　大黄三分，泻者忌用

【校注】

① 宋太素心法：指宋培（字太素）所编《太素心法便览》。

第十九问　怕日羞明者何也

答曰　此心血之虚也。盖心为少阴君火，人身之真火也。日为太阳，天之真火也。惟人之真火完固，与天之真火相遇，则甚适而甚乐。心血既虚，则不敢见天之真火，而羞明怕日之患作矣。如不肿不红不痛而但羞明怕日者，治宜茯神、远志、枣仁、生地以益心之神，用熟料四物以补心之血，用黄连、天冬、麦冬以清心之火，菊花、决明以明目，柴胡、川芎、青皮、薄荷以疏肝，黄芩、栀子、桔梗、枳壳、陈皮以清肺而自愈矣。《龙木》谓脾之实，非也。其▪里光汤[①]、密蒙散、羊肝散丸，亦有可采用者。

◉**主方**

茯神　枣仁各钱　远志三分　当归三分　生地钱　川芎五分　白芍七分　黄连　天冬　麦冬　菊花　决明　柴胡　薄荷　青皮　黄芩　栀子　桔梗　枳壳　陈皮各五分

【校注】

① □里光汤："□"原为空白，诸本皆同。据《龙木集》第七问，治怕日羞明，用方为"千里光汤"，"□"故当为"千"。

第二十问　羞明怕日为心之虚，其有血灌瞳人羞明怕日者，何也

此心热太盛，肾水不能尅制，反致心火尅其肾水，瞳人为肾之真水，不能施其能也。治宜降其心火，益其肾水，使水火相适而自愈也。

◉**主方**

茯神　枣仁　生地　知母　黄柏　黄连　麦冬　菊花　决明　木贼　苍术各钱　柴胡　薄荷　川芎　青皮各五分，左重倍用　黄芩　栀子　桔梗　枳壳　陈皮各五分，右重倍用　大黄分

第二十一问　羞明怕日，瘾涩难开，见风流泪，又生云翳[①]

答曰　此五脏之实热并于肝也。眼目之病，为肝之实热也。难开，心热也。瘾涩，为肺之热也。《原病式》云：诸涩枯涸，皆属肺金[②]。云翳色原肺白，形原脾肉，泪为肾之热。治宜疎肝汤，加黄连以退心之火热，黄芩以退肺热，木贼去翳，防风、羌活去风，而此症自愈矣。

◉**主方**

菊花　决明　木贼　槟榔各五分　苍术三分　防风　羌活

黄连　柴胡　薄荷　川芎　青皮　黄芩　栀子　桔梗　枳壳　陈皮各五分　大黄三分

【校注】

① 云翳：据文例，其后当有“何也？”

② “诸涩枯渴”二句：《素问·玄机原病式》原文为“诸涩枯涸，干劲皴（cūn 村）揭，皆属于燥”。

第二十二问　视物不明者何也

答曰　此血之虚也。目得血而能视，故知不明为血之虚也。《经》曰：手得血而能握，足得血而能履，耳得血而能听，目得血而能视，口得血而能尝，鼻得血而能嗅。数者皆本于血，伤其血则失其能也。治以九问内补肝四物而愈矣。《龙木》谓脾脏之虚，其实五脏皆有血，安得独归之脾。

◉**主方**

菊花　决明　蒺藜　苍术各五分　当归　川芎　白芍　熟地各钱　柴胡　薄荷　青皮　知母　黄柏各五分　黄芩　栀子　枳壳　桔梗　陈皮各五分

此补剂也，若无病，目但视物不明者可用。如目病，自当治目病，切不可用此补剂，慎之。

手得血而能持，足得血而能行。此不惟左手足为然，若右手右足，自当理气，又非一味补血所能愈也。

左手不能持物，乃肝血之虚也，治以秦艽汤，多加白芍以补肝，加桂枝一分以行手，即愈；左足不得行步，乃肾肝血虚也，治以秦艽汤加桂枝、木瓜、牛膝以行腿足可也。

◉主方治手秦艽汤

秦艽五分　羌活　独活　川芎　白芷　甘草筋紧当倍之，筋松当减之　细辛各分　生地　熟地　当归　白芍　黄芩　茯苓各五分　防风　白术各三分　石膏五分　桂枝分　生姜片为引

此补血之剂也，较补气少难，须得五七剂，或十馀剂方效，用者勿以见效之迟而弃之可也。其有目昏而兼此者，参此治之。

◉治足秦艽汤

秦艽　独活　羌活　川芎　白芷　甘草各三分，急老[①]当倍之，筋缓当减之　细辛　生地　熟地　当归　白芍　黄芩　茯苓各五分　防风　白术各三分　石膏　桂枝各一分　木瓜　牛膝各五分

姜一片为引，其有手足俱不随者，仍用本方。其有目昏兼左手足者，参此治之。

◉治耳主方

第一问中有治耳病案，如有治之而不愈者，是无血也，加四物滋阴补肾即愈。

菊花五分　菖蒲二分　黄柏五分　知母二分　当归　川芎　白芍　熟地各钱　柴胡　薄荷　青皮各五分，左耳倍用　黄芩　栀子　桔梗　枳壳　陈皮各五分，右耳倍用

上用盐三撮为引。其有目昏而兼耳病者，参此治之。

◉食不知味主方

口不能尝,乃脾胃中湿热也。

赤芍钱　连翘五分　苍术　陈皮　厚朴　甘草　元参　牛子　石膏　黄芩　桔梗　栀子　枳壳　黄连　青皮　柴胡　薄荷　缩砂各五分　大黄[②]

姜一片、枣一枚为引，次日自然知味。如不应者，责在无血也，入四物，当归、川芎、白芍、熟地各一钱，服之自愈。其有目昏而不知味者，参此治之。

◉**鼻不闻香臭主方**

菊花　藿香　白芷　辛夷各五分　半夏三分　黄芩　栀子　桔梗　枳壳　陈皮　厚朴　神曲　麦芽　山楂　缩砂　杏仁　麻黄各三分

生姜一片为引，其有目昏而兼鼻窒者，参此治之。

【校注】

① 急老：锦章书局本作“筋急者”，义长当从。

② 大黄：用量原夺。

第二十三问　眼中常见黑花如绳牵者何也

答曰　此肾水之虚，不能滋养肝木，故致常见黑花。黑，肾之色。肾水虚甚，故令如绳牵也。治宜十二问内补肾法，加山萸、远志、枸杞、楮实而自愈矣。《龙木》十二[1]方过渗真水，决不可用。

◉**主方**

菊花　决明　木贼　苍术各五分　当归　川芎　白芍　熟地各五分　黄柏　知母　柴胡　薄荷　青皮　黄芩　栀子　桔梗　枳壳　陈皮　山萸各五分　远志三分　枸杞　楮实各五分

亦有不於[2]汤剂者，宜用：

◉**滋阴地黄丸**

熟地四两　山药　云苓　山萸去子　丹皮各二两，炒　黄柏　知母各一两　菊花　决明　木贼　蒺藜各二两　远志五钱　枸杞两　楮实两

上为细末，炼蜜为丸，每晚服三钱，白水送下。

【校注】

① 十二：据文义其下当有“问”字；但《龙木集》中有关内容在第九问。

② 於：据文义当作“予”。

第二十四问　目中红筋附睛[①]者何也

答曰　此心火乘于肝木，俗作[②]谓攀睛[③]是也。盖丝络属心为火轮[④]。《阴符经》曰：火生于木，祸生必尅[⑤]。火来侵木[⑥]，故至附睛也。治以黄连泻心火，菊花、木贼、蝉退、谷精去红筋，保其乌珠，又用泻肝、清脾肺，自愈矣。《龙木》当归散无当。蒺藜补经药，治目久昏不明，乃肺金不清，故得白蒺藜则愈也。

◉**主方**

菊花　黄连　木贼　蝉退　谷精各五分　柴胡　薄荷　川芎　青皮各五分，在左倍用　黄芩　栀子　桔梗　枳壳　陈皮各五分，在右倍用　大黄分

【校注】

① 红筋附睛：赤色的血络附着于黑睛之上。筋，在此为血管的俗称。

② 作：据文义疑作“所”。

③ 攀睛：此处为丝络攀睛，与下第二十六问之“弩（努）肉攀睛”不同。

④ 火轮：据眼科五轮之说当为“血轮”。《灵枢·大惑论》曰：“血之精为络。”故眼科常称血络丰富的两眦部位为血轮。此谓“火轮”者，仅是说明眼部之丝络为心所主，心则属火，故丝络之疾患多关乎火。

⑤ 火生于木，祸生必尅：事物皆有两重性，木虽生火，但生之过度（“祸生”），又可致火性太炎而反尅于木。

⑥ 火来侵木：目中红筋丝络攀侵黑睛，丝络属心属火，黑睛属木，故云火来侵木。

第二十五问　白膜遮睛者何也

答曰　此乃肺邪乘于肝也。《内经》曰：肝者将军之官，谋虑出焉。肺者相傅之官，制节出焉。相安其位，故无是病。肺色白，故白膜为肺之邪也。乌珠属肝，故知乘肝也。《龙木》蝉花散可用，当入疎肝汤在内方效。

◉**主方**

菊花钱　蝉退五分　蒺藜二钱　木贼　苍术　防风　白蔻研　羌活　荆芥　柴胡　薄荷　川芎　青皮各五分，在左倍之　黄芩　栀子　桔梗　枳壳　陈皮各五分，在右倍用　大黄分

◉**蝉花散原方**

菊花四两　白蒺藜二两　蝉退两

共为末，蜜水调下。

第二十六问　弩[①]肉攀睛者何也

答曰　此脾土乘侮肝木也。盖脾主肌肉，故弩[②]肉为脾邪

也。乃因久患目病，忽因饥饱，以致脾中蓄藏积热，故令侵睛也，治宜疏肝汤。用菊花、木贼、蒺藜、苍术以明目，柴胡、川芎以疏肝，黄芩、栀子以清肺，加三消以去形积[③]，而症自愈也。

◉**主方**

菊花　木贼　蒺藜　苍术各五分　柴胡　薄荷　川芎　青皮各五分，在左倍之　黄芩　栀子　桔梗　枳壳　陈皮各五分，在右倍之　黄连　缩砂碾　葛根各五分　神曲　麦芽　山楂各钱　大黄分

【校注】

① 弩：据原目录及文义，当作"努"。

② 弩：锦章书局本作"努"，义长当从。

③ 形积：有形的瘀积。

第二十七问　目中迎风即痒者何也

答曰　此新浴感风而然也。盖目为厥风阴木[①]，本易动风，内藏热邪，又与外之热邪相激，火热不得外泄而痒。外治宜用苦参、防风、荆芥、菊花、夏枯草、铜青熏洗；内服泻肝汤，多加羌活、防风，晚上临卧，一付可愈矣。《龙木》知内外兼治，而药无当。

◉**外治主方**

苦参　防风　荆芥　香附　胆草各一钱　铜青三厘　甘草三厘　菊花　夏枯草各五分

水煎熏洗，二次即愈。

◉**内服主方**

菊花　木贼　蒺藜　苍术　黄连各五分　荆芥　防风各一钱　柴胡　川芎　青皮　薄荷　栀子　黄芩　桔梗　枳壳　陈皮各五分　大黄分

余近治此目痒症，或眼目周围红烂，俱用本方加苦参一钱，白水煎，晚上卧服。服时先预备铜钱一文，另置一酒钟内，入煎药少许泡铜钱，不将馀药服尽，即用此铜绿药水洗目，次日即愈，至为简便，故并记之。

【校注】

① 目为厥风阴木：据文义当作“目为厥阴风木”。目窍属肝，肝属木主风，其经属足厥阴，故云。

第二十八问　子谓视物不明为血之虚，而亦有视物不明用大麦芒打去热血，而目反明者，何也

答曰　此脾脏热血内蓄，以致目为热血癖[1]滞，故视物不明。打去眼皮热血而目明也。此法虽得暂时清快，久之阴血愈损，视物愈昏矣。果系脾脏积热，自有清脾之药，何可损去真血也。凡治此症，但宜泻肝四物内多加赤芍、生地、生蒲黄、生五灵，甚则加酒大黄，而症自愈矣。

◉**主方**

菊花　决明各五分　蒺藜　生地　生蒲黄　生五灵脂　赤

芍各五分　柴胡　川芎　青皮　薄荷　黄芩　桔梗　枳壳　陈皮各五分　大黄分

【校注】

① 癰(痈)：据文义当作"壅"。

第二十九问　子谓大麦芒打血之法不可行，今世有点盐空心饮，不伤眼中真血，能煞脾胃中热血，亦至妙之法，不知可常行否？点盐空心饮，用凉水一碗，入食盐一撮捣匀，清晨服之，能治心火太胜眼红热之症

答曰　此乃心火盛，炎于上也。盐为水[①]，水能制火，得盐则火降，目自愈矣。然亦不可常行。李东垣云：人生以脾胃为主，脾胃滞则周身血脉俱滞矣。盖取万物生乎[②]之意也。点盐之法，虽一时心火降而胜肝木，似乎有益于目，而脾胃喜燥而恶湿，空心服之，不戕其生发之气乎？况且脾胃一坏，其害有不可枚举者，亦有及于目者。故泻目中热血，无过于清心火、泻肝木者也。

◉**主方**

菊花　决明　蒺藜　黄连　生地各五分　赤芍　灵脂生　柴胡　蒲黄生　川芎　薄荷　青皮　黄芩　栀子　桔梗　枳壳　陈皮各五分　大黄分

有服点盐空心饮，至使心下一块滞闷，饮食不消，渐成羸瘦，目疾已愈矣，但服三消、草蔻、平胃自愈；若目病未愈，入前明目

药，更入风药服之可也。

◉**三消平胃散主方**

苍术 陈皮 厚朴 甘草 神曲 麦芽 山楂 草蔻各一钱，炒黑 姜枣为引

◉**目病未愈平胃散**

菊花 决明 蒺藜各五分 苍术 陈皮 厚朴各钱 草蔻五分 神曲 麦芽 山楂各五分 甘草钱 防风 荆芥 羌活 南星 柴胡 薄荷 川芎 青皮各五分

【校注】

① 盐为水：盐味咸，咸属水，故曰“盐为水”。

② 生乎：据文义，其下当有“土”字。

第三十问　目常早晨昏者何也

答曰　此乃手足阳明病也，时在寅、卯、辰[1]。《铜人图》曰：手阳明大肠、足阳明胃。《内经》曰：阳明多气多血。皆有馀之症也。鬼臾区曰：卯酉之岁，上见阳明，燥金主之[2]。手阳明属金主燥，足阳明主土，主湿者多也，当分治之：如右手寸脉浮大而有力者，大肠燥也。燥金盛，故令两目早晨痛也。当问其大便闭否，如大便坚实，当用大承气汤加黄芩、黄连、栀子、槐花以清燥金，菊花、决明以明目，而自愈矣。

◉**主方**

菊花 决明 木贼 黄连 槐花各五分 柴胡 川芎 薄荷 青皮各五分，在左目倍之 黄芩 栀子 桔梗 枳壳 陈皮

各五分，在右目倍之　大黄　厚朴　朴硝各二钱，旋入[③]之

如右手寸脉浮大而有力，而大便如常，当斟[④]硝、黄用之。如大便不闭而卒晕倒者，亦燥金之气盛也，当用前方内去硝、黄，下滚痰丸而愈矣。

◉滚痰丸

黄芩八两　大黄八两，黄酒九蒸九晒　礞石两　沉香五钱

水为丸。

如右手关脉滑大而有力，胃有痰也。当用前方，不用硝、黄，多加南星、半夏二味而自愈矣。

◉二陈汤

陈皮　半夏　茯苓　甘草　生姜片

如右手关脉滑大而有力者，胃中有积湿也，当用主方，不去硝、黄，加神曲、麦芽、山楂三消而自愈矣。如大便不坚实者，仍去硝、黄。眼科治法无愈[⑤]此者，《龙木》谓头风三方，俱非也。

【校注】

① 寅、卯、辰：此三个时辰属早晨，即凌晨3点至上午9点。

② “卯酉之岁”三句：意为卯酉之岁，为阳明燥金司天而偏燥。上见，指司天之气。下同。

③ 旋入：不与其他药味同煎，临时兑入，搅匀后服。旋，临时。

④ 斟：大成书局本其下有“酌”字，此处脱文。

⑤ 愈：大成书局本作“逾”，义长可从。

第三十一问　目常日中昏者何也

此手足太阳病也，时在巳、午、未[①]。《铜人图》曰：手太

阳小肠、足太阳膀胱。《经》曰：太阳多气多血，亦有馀之症也。鬼臾区曰：辰戌之岁，上见太阳，寒水主之。足太阳膀胱属壬水，手太阳小肠属丙火[2]，此寒水不能尅制热火，以致邪热乘太阳之时熏热于目也。治宜补益真水以致[3]真火。两经位虽不同，治法略同。宜用防风、羌活以散太阳之热，黄柏、知母以补膀胱，黄连、麦冬以清心火，菊花、决明、蒺藜引入两目，生地以泻血分之有馀，黄芩、栀子、柴胡、薄荷以去上焦之热火，枳壳以泻气分之有馀。然又当分左寸脉浮取果洪大，是手太阳也，当多加木通、赤苓以泻小肠；左尺脉浮取果有力，是足太阳也，当多加黄柏、滑石以泻膀胱，而目之昏自愈矣。《龙木》专以去痰为主，拘矣。

◉**主方**

羌活　防风各七分　黄柏　知母　黄连　麦冬各五分　菊花钱　决明五分　蒺藜五分　生地钱　枳壳五分　黄芩　栀子　柴胡　薄荷各五分

手太阳加木通、赤芍各一钱　足太阳加黄柏、滑石各一钱。

【校注】

①巳、午、未：此三个时辰正当中午，即上午9点至下午3点。

②“足太阳膀胱属壬水”二句：天干之五行属性，甲乙属木、丙丁属火、戊己属土、庚辛属金、壬癸属水。其中甲、丙、戊、庚、壬属阳，乙、丁、己、辛、癸属阴。故甲、丙、戊、庚、壬分别与阳经之胆（木）、小肠（火）、胃（土）、大肠（金）、膀胱（水）相配，故云“足太阳膀胱属壬水，手太阳小肠为丙火”。

③ 致：据文义当作“制”。

第三十二问　目常日夕昏者何也

答曰　此手足少阴症也。盖日未至于夜，阴气上征[①]，故为少阴也，时在午、未、申[②]。《铜人图》曰：手少阴心，足少阴肾。《内经》曰：手足少阴少血多气。鬼臾区曰：子午之岁，上见少阴，君火主之。手少阴心属火，足少阴肾属水，惟阴血亏损，阳气消耗，以致水火不济矣，所以至日将暮而昏也。治宜滋其阴血，顺其阳气，使阴阳相交，而目病自愈矣。

◉**主方**

菊花　决明　蒺藜　青葙　茯神　枣仁各五分　远志三分　黄柏　知母各五分　当归　川芎　白芍　熟地　柴胡　薄荷　青皮　黄芩　栀子　桔梗　枳壳　陈皮各五分

诊其左寸脉果虚弱而无力，则多加茯神、远志；左尺脉虚浮而无力，多加黄柏、知母。《龙木》谓脑气，亦不甚明。

【校注】

① 阴气上征：阴气产生，逐渐加甚并开始表现出来。征，迹象表露了出来。

② 午、未、申：此三个时辰，始于上午11点，至日落前后之5点。阳气盛极之午时，阴气始生并逐渐旺盛，故称少阴。

第三十三问　目常晚上即昏者何也

答曰　此手足厥阴病也，时在酉、戌、亥[①]。《铜人图》

曰：手厥阴心包络，足厥阴肝。《经》曰：手足厥阴少气多血。鬼臾区曰：巳亥之岁，上见厥阴，风木主之。手厥阴配三焦相火者多[2]。是[3]厥阴肝，风木之所主也。亦当分治：如右手尺脉沉大而无力，乃相火大动，房劳失节，以致五心烦热而目昏也。治宜前补肾丸以益真水，加丹皮、天冬、苦茗、薄荷以致[4]相火，再加枸杞、蒺藜而自愈矣。

◉补肾地黄丸

熟地四两　山药　茯苓　山萸各二两　丹皮二两，炒黑　泽泻五钱　薄荷　天冬　苦茗　地骨　枸杞　蒺藜各二两

上为细末，炼蜜为丸，每服三五钱，白水送下。

如左手关部无力，是乃房力过度，以致真血消乏，或谋虑不遂，以耗真阴，故令目傍晚而昏也。治宜疎肝散[5]大补肝血，舒肝困而自愈矣。

◉猪肝散方

柴胡　川芎　当归　白芍　青皮　薄荷　菊花各一钱　石决三钱　蒙花　苍术　远志各钱

共末，每药面三钱，蒸猪肝一叶，临卧黄酒送下。

【校注】

① 酉、戌、亥：此三个时辰指日落后的前半夜，即下午5点至晚11点。

② “巳亥之岁”四句：以一日之阴阳运行规律言之，本问认为酉、戌、亥三个时辰属于厥阴。用运气学说的理论推究，厥阴之时，当为风木主事，相关的脏腑经络当为手厥阴心包络、足厥阴肝；而从脏腑经络的相互关系方面看问题，手厥阴心包络又与手少阳三焦相表里，心包络与三焦均属相火，故致眼病又以相火居多。临床辨证，当灵活辨析其为“风木”或是“相火”为患。

③ 是：据文义当作“足”。

④ 致：据文义当为“制”。

⑤ 疎肝散：据文义及下面“猪肝散”方名，当作“猪肝散”。

第三十四问　目夜间昏者何也

答曰　半夜痛则有矣，半夜昏者则非也。乃太阴病也，时在亥、子、丑[①]。天地极阴，故为太阴也。《灵枢·九针十二原》曰：阴中之至阴，脾也，其原出于太白；阴中之太阴，肾也，其原出于太谿；阳中之少阴，肺也，其原出于太渊。《铜人图》曰：手太阴肺，足阴[②]脾。鬼臾区曰：伤[③]肾，思虑伤脾。或嗽久伤肺。脾土少血，不能成其化物之功而生养万物，以致土不能生金，而燥气大胜。夫金，水之源，由是不能滋养肾中真阴之水，故至于半夜亥、子、丑太阴之时，而目痛也。治以苍术、白术、当归、白芍以救太阴之土，天冬、麦冬以壮水之源，熟地、知母、远志、枸杞、楮实以益肾中真阴之水，而自愈矣。

◉主方

苍术　白术各五钱　当归七钱　白芍两　天冬两　麦冬两　熟地二两　知母五钱　远志五钱　枸杞两　楮实两　菊花两　决明两

荷叶水为丸，早晚各进三钱，白水送下。

【校注】

① 亥、子、丑：此三个时辰正当半夜，即晚 9 点至次日凌晨 3 点。

② 阴：其前大成书局本有“太”字，此处脱文。

③ 伤：据文义，其前当有“恐”字。

第三十五问　天未明而目痛者何也

答曰　此手足少病[1]也，时在子、丑、寅。《铜人图》曰：手少阳三焦，足少[2]胆。《甲乙经》曰：少阳少气少血，皆不足之症也。鬼臾区曰：寅申之岁，上见少阳，相火主之。手少阳三焦属火主热，足少阳胆属木，主风者多也。当分治之：如右手尺脉浮大而有力者，三焦热也，当用小柴胡汤[3]，入疎肺汤[4]加元参、地骨而自愈矣。

◉小柴胡汤方

柴胡五分　半夏　元参　地骨　菊花　决明　蒺藜各五分　川芎　薄荷　青皮各五分，在左目倍之　黄芩　桔梗　栀子　枳壳　陈皮各五分，在右目倍之

如身无热者，是为相火妄动，当制其相火而自愈矣。

◉制相火主方

菊花　决明　蒺藜　丹皮　薄荷　天冬　苦茗各五分　柴胡　川芎　青皮各五分，在左目倍之　黄芩　栀子　桔梗　枳壳　陈皮各五分，在右目倍之

如左手关脉浮大而有力者，少阳胆热也。风火过盛，故亦令两目天未明而痛也。当问其往来寒热否，如果往来寒热，当用前方[5]内倍加柴胡、川芎、防风、羌活而自愈矣。

◉少阳往来寒热主方

菊花　决明　防风　蒺藜　羌活各五分　黄连　麦冬各五分　柴胡三钱五分　薄荷　川芎　青皮各五分，在左目倍用　黄芩

桔梗　枳壳　陈皮各五分，在右目倍用

【校注】

① 少病：据文义，当为“少阳病”。

② 少：据文义，其后当有“阳”字。

③ 小柴胡汤：此指《伤寒论》小柴胡汤，由柴胡、黄芩、半夏、人参、生姜、大枣组成。下文所列“小柴胡汤方”乃据此加减而成。

④ 入疎肺汤：加入疎肺汤。疎肺汤的组成全书未载，据文义当由下面“小柴胡汤方”去元参、地骨、柴胡、半夏、黄芩后所余诸药。

⑤ 前方：前面所列的二方（小柴胡汤方、制相火主方）。非指其中某具体方，而是综合二方中的主要药物，并有加减，组成下述“少阳往来寒热主方”。

第三十六问　目常应时而痛者何也

答曰　此十二经络之邪于目也。《甲乙经》曰：寅时脉行手太阴肺。寅时痛者，肺受伤也。患此症者，当白珠红，右目重于左，以右目肺之所致也。或得气郁，或得之心火盛。气郁当顺其气、开其郁而自愈矣。

◉开郁主方

菊花　决明　木贼　苍术　神曲　香附　半夏　茯苓　缩砂　贝母各五分　柴胡　川芎　青皮各五分，在左目倍之　黄芩　栀子　桔梗　枳壳　陈皮各五分，在右上倍之　大黄一分

心火盛，当降其心火，保其肺金，而自愈矣。

◉降心火主方

菊花　决明　木贼　苍术各五分，以上皆明目　黄连　连

翘各五分，降火　柴胡　川芎　青皮　薄荷各五分，疏肝　黄芩　栀子　桔梗　枳壳　陈皮各五分，降肺　天冬一钱，保肺

卯时脉行手阳明太陽[①]经。卯时疼者，大肠受邪也。患此者，当白珠红，是阳明燥金受伤也。或眼泡[②]肿，是经络之热也。如白珠红，当用前降心保肺汤而自愈矣，甚则加大黄可也。如经络之热，当用秦艽、白芷、葛根、石膏以行阳明之经，苍术、泽泻以行其湿，用小承气以通其滞，槐花、黄芩、黄连、栀子以扶金气，而自愈矣。

◉卯时白珠红主方

菊花　决明　木贼各五分　黄连　连翘　柴胡各一钱　苍术二分　薄荷　川芎　青皮各一钱　黄芩　栀子　桔梗　枳壳　陈皮各五分　麦冬钱　大黄分

◉眼胞肿主方

菊花　决明　苍术各五分　秦艽　白芷　葛根　石膏　元参　牛子　泽泻　黄连　槐花各五分　柴胡　川芎　薄荷　青皮各五分，在左目倍用　黄芩　栀子　桔梗　枳壳　陈皮各五分，在右目倍用　厚朴　大黄各五分

如辰时疼者，足阳明胃经热也。此多得之过饥饱，或过食煎炒之物，以致胃热，而遂及于经络也。患此当两目红涩，眼皮中如有物麽[③]瘾，当诊其右手，关脉浮涩，大而有力，大便秘结三五日，当用调胃承气汤去其积热，加石膏、葛根以行其经，而自愈矣。

◉辰时调胃主方

菊花　决明　木贼　苍术　石膏　葛根各五分　柴胡　川芎　薄荷　青皮各五分，在左目倍用　黄芩　栀子　桔梗　枳壳　陈皮各五分，在右目倍用　甘草　大黄　朴硝各五分

如胗[4]其右手，关脉浮散，大而无力，是胃之过饥，因成热而伤胃气也。患此而目干燥涩疼，按之鄙而不鼓，乞心揪心，当用补中益气汤加石膏、连翘、葛根、黄芩、栀子、菊花、决明之数，而自愈矣。

◉**补中益气汤**

人参　黄芪各五分　当归　白术　柴胡各三分　甘草五分　升麻三分　陈皮钱　石膏　连翘　葛根　川芎　青皮　黄芩　栀子　桔梗　枳壳　菊花　决明　木贼各五分　枣一个

此方补气，当慎用之。如两目不肿不红不疼，但紧小而不舒展，或鄙瘦不饱，如此视物不明，方可用之。否则多损伤矣。如初年壮实之人，止用神曲、麦芽、山楂微补肺气，加前清火之药，而自愈矣。

◉**微补主方**

菊花　决明　木贼　苍术　神曲　麦芽　山楂　砂仁　甘草　厚朴各五分　柴胡　川芎　薄荷　青皮各五分，左倍之　黄芩　栀子　枳壳　桔梗　陈皮各五分，右倍之

如巳时痛甚者，足太阴皮[5]经热也。此多得之饥饱劳役，或过食热物，或思虑过度，致伤脾血，以致脾热流入经络也。患此当两目肿涩，甚昏而眼痛。如前如有云雾[6]，诊其脉滑实而有力，或腹满闷，是脾经之实热也，当用调胃承气汤内加生地、赤芍、枣仁以泻脾经之热，加防风、石膏、苍术以行经络，而自愈矣；如思虑伤脾者，当两目干涩而昏，视物不明而暗，再诊其脉微弱而无力，是脾经之虚也，当用归脾汤加菊花、决明、防风、石膏、苍术、柴胡，而自愈矣。

◉**巳时调胃主方**

菊花　决明　木贼　苍术各五分　大黄　朴硝　甘草各五

分，大便秘者多用，燥结者不用[7] 赤芍 生地 枣仁生 防风 石膏各五分 柴胡 川芎 薄荷 青皮各五分，在左倍用 黄芩 栀子 桔梗 枳壳各五分，在右目倍之加

◉**归脾汤**

菊花 决明 木贼 当归 茯神 枣仁各五分 远志三分 人参 黄芪 白术各五分 木香钱 甘草五分 柴胡 薄荷 川芎 黄芩 青皮各五分 栀子 桔梗 枳壳 陈皮各五分

午时脉行手少阴心经，午时痛者，心经病也。患此者，当两目红热痛甚，羞明怕日，甚则红赤如血，而无所见。凡此为实，虚之微疼而已。外症[8]仍带怔忡等症，或心中跳动不定。诊其左脉洪大而太过者，心之热也，泻心汤内加菊花、决明、柴胡、赤芍、栀子、连翘之类，以去其热而愈矣。如左寸微细而濇者，当以补心药或天王补心丹益其心血而自愈。

◉**泻心主方**

菊花 决明 木贼 苍术各五分 黄连 麦冬各五分 柴胡 薄荷 川芎 青皮各五分，在左目倍之 黄芩 栀子 桔梗 枳壳 陈皮各五分，在右目倍之 大黄三分

◉**天王补心丹**

菊花 白蒺 枸杞 楮实各五分 元参 丹参 人参各七钱 茯苓七钱 远志三分 桔梗 五味各三钱 归身 天冬 麦冬 柏子仁各一两 枣仁炒 生地各一两

共为末，炼蜜为丸，如弹子大，每服一丸，细嚼，圆眼汤[9]下。

未时脉行手太阳小肠经，未时痛者，小肠经病也。患此者，当眼中多泪，热痛连项连背，手、背、脊俱强，或小便赤，甚则两目红赤，此小肠之经也，当用羌活汤。如左寸浮大而濇，

或小便不利，或小水红赤，此小肠之腑也，当用导赤散泻其丙火[10]而自愈矣。

◉**羌活汤**

菊花　决明　木贼　苍术各五分　防风　羌活　川芎各五分　滑石钱　柴胡　薄荷　青皮各五分，在左目倍之　黄芩　栀子　桔梗　枳壳　陈皮各五分，在右目倍之　甘草三分

◉**在腑主方导赤散**（即五苓散加上益元[11]、栀子）

菊花　决明　木贼各五分　白花[12]　茯苓　猪苓　泽泻各五分　滑石　栀子各一钱　甘草五分　柴胡　薄荷　川芎　青皮各五分，左倍之　黄芩　桔梗　枳壳　陈皮各五分，右倍之

申时行足太阳膀胱经，申时痛者，膀胱经病也。患此两目枯濇，津液不足，头目如在红被中，甚红肿痛，羞明怕日，此膀胱之实也。诊其脉，如左尺浮大而有力，当用益元散加黄柏以泻膀胱，加防风、羌活以行经络，而自愈。如脊背拘急而憎寒头痛者，诊其脉六部浮大有力，在经络者多也，当用麻黄汤发其邪热，而自愈矣。

◉**主病[13]益元散**

菊花　决明　木贼各五分　滑石钱　甘草　黄柏　防风　羌活　柴胡　薄荷　川芎　青皮各五分　黄芩　栀子　桔梗　枳壳　陈皮各五分

◉**主方麻黄汤**

菊花　决明　木贼各五分　麻黄　桂枝　防风　羌活　柴胡　川芎　薄荷　青皮各五分，在左倍之　黄芩　栀子　枳壳　桔梗　陈皮各五分，在右目倍之

酉时脉行足少阴肾经，酉时目痛者，肾经病也。盖因房劳过度，以致真阴亏损，骨蒸劳热，干嗽喉痒，吐血，遗精，盗汗，怔

忡，五心烦热，至酉时而甚也。治以柏知滋阴降火，止嗽明目，待目明既愈，方可服滋阴固積[14]地黄丸，可保无后患。

◉柏知主方

菊花 决明 木贼 茯神 枣仁 黄柏 知母各五分 柴胡 薄荷 川芎 青皮各五分，在左倍之 黄芩 桔梗 栀子 枳壳 陈皮各五分，在右倍之 麻黄 杏仁各三分

有痰则加神曲、麦芽、山楂各五分，发热盗汗加地骨皮五分。

◉滋阴地黄丸[15]

熟地四两 山药二两 茯苓二两 山萸二两 丹皮二两，炒 泽泻五分，去毛[16] 天冬 麦冬 诃子 金樱子 莲须 芡实 楮实 菟丝子各二两

共为末，炼蜜为丸，每服三五钱，卧服。

戌时脉行手厥阴心胞经络[17]，戌时痛者，心经、胞络经病也。心胞络位居心下，解曰心外黄脂膜也。内有白珠[18]，胞络乎心[19]，二君火[20]也，神明出焉。君火不用，而委其权于相火[21]，《内经》所谓膻中者，臣使之官，喜乐出焉者，明此也。其穴在两乳之间，其本在右肾，主阳气。虽名厥阴属阴，其实从三焦而为阳也。其实，手心主、心胞络、膻中、命门、右肾，名各不同，而为脏一也。所职上下虽不一，而所治相火一也。相火完固，腹中如火炉，五金入内即时镕化。相火失治，则不能运化饮食。或相火原虚之人，或因房劳之后饮食冷物，或感触寒邪，久病腹中寒痛，而目至戌时而痛也。患此症者，当两目昏濇，小腹中阴而痛，目不甚痛，遇冷风气而疼甚。诊其六脉，沉细而迟，此是真火虚也。当用理中之药，加四物明目，而自愈矣。服药少愈后，服八味丸，益火之原以消阴翳[22]，可无后

患。

◉主方

菊花　决明　木贼　苍术　茯神　枣仁各五分　干姜　白术各三分　人参　甘草各五分　附子五分，姜制　当归　川芎　白芍　熟地　柴胡　青皮各五分

◉八味丸

熟地四两　菊花二两　山药　茯苓　山萸各五两　丹皮二两　泽泻五钱　枸杞　楮实各二两　青葙二两　菟丝子二两　附子两　肉桂五钱

上为末，炼蜜为丸，每服三五钱，白水送下。

亥时脉行手少阳三焦经，亥时目痛者，三焦经病也。患此症者，当两目红赤，头目如在火中，浑身发热，至亥时而痛甚者。此在男人得之久病之后，女子得之经脉不调，并以加味逍遥散入柴胡、川芎、薄荷、菊花而自愈矣。

◉主方加味逍遥散

菊花　决明　木贼　白芍　茯苓各五分　白术三分，目肿当易苍术　甘草三分　丹皮　骨皮各五分　柴胡　薄荷　当归各五分，目红赤去之　川芎　青皮各五分，在左倍之　黄芩　栀子　桔梗　枳壳各五分，右倍之

子时脉行足少阳胆经，子时目痛者，胆经伤也。患此症者，当两目干涩而微痛，小眦红痛。甫谧[23]曰：足少阳少气。当用十全大补汤大补血气而自愈矣。

◉主方十全大补汤

人参　白术　茯苓　甘草各五分　肉桂　黄芪　薄荷　柴胡　青皮各五分　黄芩　栀子　桔梗　枳壳　陈皮各五分，右倍之　菊花　决明　木贼　当归　川芎　白芍　熟地各五分

虽论立方至此，当酌用之，不可拘也，慎之慎之。

如子时目痛，两耳聋，胁痛，寒热，呕而口苦者，是足少阳经感冒风寒也，宜小柴胡汤和解之。

◉小柴胡汤方

菊花　决明　木贼　半夏　砂仁　藿香各五分　柴胡钱半　地骨钱　薄荷　川芎　青皮各五分，在左目倍之　黄芩　栀子　桔梗　枳壳　陈皮各五分，在右目倍之　厚朴分

丑时脉行足厥阴肝经，丑时目痛者，肝经伤也。患此症者，当两目红筋牵附乌珠，遇风常疼，乌珠反蓝，合眼如在舟中车中，至丑时反急，厥阴风木之甚也。此盖得之盛怒之后，或冷水浴面，以致风火不得舒散也。如果左关实滑，乃怒伤肝也，当用疎肝散而自愈矣；如果冷水浴面，以至风火不得外泄者，六脉必浮数，当用防、芥发散治之，自愈；无如肝脉虚弱无力，当用补肝四物汤而自愈矣。

◉怒伤肝方

菊花　决明　木贼各五分　柴胡　川芎　薄荷各一钱　苍术五分　青皮　灵脂　蒲黄　甘草　黄芩　栀子　桔梗各五分　枳壳　陈皮各五分　大黄分

◉冷水浴面主方

菊花　决明　木贼各五分　柴胡　川芎各五分　薄荷　苍术　青皮各五分，在左目倍之　羌活　防风　芥穗　白芷各五分　黄芩　栀子　桔梗　枳壳　陈皮各五分，在右目倍之

◉肝脉虚弱主方

菊花　决明　木贼各五分　当归　川芎　白芍　熟地各一钱　知母　黄柏　青皮　柴胡　薄荷各五分　黄芩　栀子　桔梗　枳壳　陈皮各五分，右目倍之

【校注】

① 太陽：据文义当作“大腸（肠）”。

② 泡：大成书局本作“胞”，义长当从。

③ 麽（么）：据文义当作“磨”。

④ 胗：锦章书局本作“诊”，义长当从。

⑤ 皮：据文义当作“脾”。

⑥ 如前如有云雾：如若眼前像有云雾飘浮。前“如”为如果、如若；前，指眼前；后“如”为像、好像。

⑦ “大便秘者多用”二句：甘草的用量，缘于脾虚失运而大便不通（或不畅）者可重用，大便燥结而不通者则不应使用。秘（bì 闭），通“闭”。大便秘，即大便闭塞不通或不畅，但不一定是大便燥结。常有脾气虚弱而浊气不降，导致大便不畅或闭塞，粪便却不燥结者，甘草可益气以健脾运，故可重用；若为粪便燥结，则当猛进直追，用承气汤等急下之剂，加用甘草则因其甘腻而碍药效，故不当用。

⑧ 外症：此指眼症以外的全身兼症。

⑨ 圆眼汤：即圆眼煎汤。圆眼，桂圆之别名，又名龙眼。

⑩ 丙火：指小肠之火。详见“第三十一问”中“‘足太阳膀胱属壬水’二句”的注释。

⑪ 益元：指益元散，又名“六一散”，由滑石、甘草组成。

⑫ 白花：据文义当作“白术”。

⑬ 病：据文例，当作“方”。

⑭ 積（积）：大成书局本作“精”，义长可从。

⑮ 滋阴地黄丸：据上文及药物组成，当作“滋阴固精地黄丸”。

⑯ 毛：锦章书局本作“皮”，义长可从。

⑰ 心胞经络：据以上诸条文例，当作“心胞络经”。

⑱ 内有白珠：其义存疑。

⑲ 胞络乎心：心胞连络于心脏。

⑳ 二君火：次于心脏的第二个君火。

㉑ 相火：指心胞络。上句谓“二君火”，言其重要性；此句谓相火者，言其实也。

㉒ 醫（医）：锦章书局本作“翳”，义长可从。

㉓ 甫谧：指晋代医家皇甫谧，字子安，著有《针灸甲乙经》。

第三十七问　目常昼轻夜重，痛不止者何也

答曰　此血分之病也。盖血属阴，夜亦属阴，故夜则痛甚也。诊其左手虚弱无力，或肝脉不甚实者，但用补肝四物，一服而愈矣。左手关部洪大而实，是血分之实热也。泻肝汤一服而愈矣。大约昼轻夜重，血虚者多也。

◉**补肝主方**

菊花　决明　木贼各五分　蒺藜　当归各三分　白芍七分　熟地钱　黄柏　知母各五分　天冬　麦冬各一钱　川芎　青皮　柴胡　薄荷各五分，在左目倍之　黄芩　栀子　桔梗　枳壳　陈皮各五分，右倍之

◉**泻肝主方**

菊花　决明　木贼　苍术各五分　黄连　麦冬　生灵脂　蒲黄生，各五分　柴胡　川芎　薄荷　山楂　青皮　黄芩　栀子　桔梗　枳壳　陈皮各五分

第三十八问　目常夜轻昼重，一日痛不止者何也

答曰　此气分之病也。盖气属阳，白日亦属阳，故白日痛

甚也。诊其右手，沉实而有力，或肺脉滑甚者，是气之实也。当用小承气加青皮、陈皮、香附、槟榔、大腹皮、黄芩、栀子、桔梗明目之药，而自愈矣。如不甚者，去大黄；诊脉左大右小，是气之虚也，但用四君子补气而自愈矣。大约夜轻昼重者，气实者多也。

◉气实主方小承气汤

菊花　决明　木贼　苍术各五分　南星　神曲　麦芽　山楂　香附　槟榔　腹皮　乌药各五分　柴胡　薄荷　川芎　青皮各五分，在左目倍之　黄芩　栀子　桔梗　枳壳　陈皮各五分，在右目倍之　大黄分

◉气虚主方四君子汤

菊花　决明　木贼　苍术各五分　人参　白术　茯苓　甘草各五分　柴胡　川芎　青皮　黄芩　栀子　薄荷　桔梗　枳壳　陈皮各五分

第三十九问　常有目[1]发眼，应日而发，治之不愈，数日而自止者何也

答曰　此三阴三阳随月消长，故每月应日而发也。自合朔[2]、哉生明[3]至上弦[4]，月之初生，少阳之所治也；上弦前后两三日，月光渐明，阳明之所治也；上弦至合望[5]，月光盛明，太阳之所治也；自合望、哉生魄[6]至下弦[7]，光明渐少，阴气始生，少阴之所治也；下弦前后二三日，月光又少，厥阴之所治也；下弦至没月[8]，阴气太盛，太阴之所治也。三阴三阳各于

经络应之，故应日而发也。但依前三十六问三阴三阳虚实治之，自无不愈矣。

月盈月亏图[9]

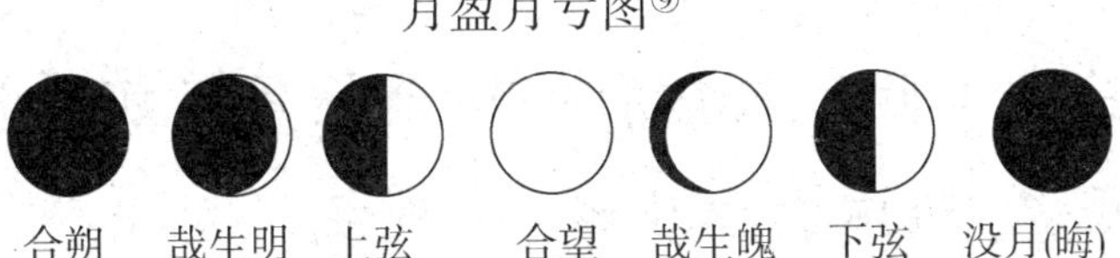

【校注】

① 目：据原目录，当作“月”。

② 合朔（shuò 硕）：指日月相会，又称“朔月”，一般指夏历的每月初一。此日日月相会于同一方位，地球白昼的半球因日光太强而月不可见，地球的夜半球与日月相背则根本见不到月亮。

③ 哉（cái 财）生明：月亮开始生光，指夏历每月初三。哉，同“才”。下同。

④ 上弦：指夏历每月初七、初八左右。此时日西而月东，于傍晚至黄昏看月，其形正半，弓向西而弦向东，如弓之张而弦直，谓之上弦。

⑤ 合望：即月圆之时，又称望月。指夏历每月十五或十六日，十六日略多。望月之日，日月出没几乎相差 12 小时，日落月出，日出月落，遥相望也。

⑥ 哉生魄：开始出现月缺，指夏历每月“合望”的后一日（十六或十七日）。魄，月魄也，即月黑无光的部分。

⑦ 下弦：指夏历每月二十二或二十三、二十四日。“合望”后月魄日增，至此月体正半，似弓之张而弦直，谓之下弦。

⑧ 没（mò 莫）月：月光尽隐，没而不见。月光尽则夏历月亦尽，此为夏历月的最后一天，又称“晦”。

⑨ 月盈亏图：原本仅有此五字，而图缺。各本均同。今据文义补图。

第四十问　人常有每年至某月必病目，治之不愈，月馀而自止者，何也

答曰　此正六气之所为也。正月寅，七月申，寅申少阳相火之所治也。申为手少阳三焦，正化之火也；寅为足少阳胆，对化之火也。正化者，司令之实，为本；对化者，司令之虚，为标。如每年七月之患病目者，多是相火之实，当以六味地黄丸益水之源以制阳光；每年正月患病目者，是足少阳胆经络之热也，少阳为半表半里，从乎中，制小柴胡汤主之。

◉相火实主方

菊花　决明　木贼　地骨　丹皮各五分　柴胡　薄荷　川芎　青皮各五分，左目倍之　黄芩　栀子　桔梗　枳壳　陈皮各五分，在右目倍之　大黄分

◉六味地黄丸

熟地八两　山药　茯苓　山萸各四两　丹皮三两，炒　泽泻五钱

共为末，炼蜜为丸，每服三五钱，白水送下。

◉经络热主方小柴胡汤

菊花　决明　木贼各五分　柴胡二钱　半夏　缩砂　藿香各三分　川芎　薄荷　青皮各五分，在左目倍之　黄芩　栀子　桔梗　枳壳　陈皮各五分，在右目倍之

二月卯，八月酉，阳明燥金之所治也。酉为手阳明大肠，燥金之正化也；卯为足阳明胃土也，燥金之对化也。正化者，

司令之实，为本；对化者，司令之虚，为标。假令每年八月病目，为燥金之实，当以槐花、黄连清金，生地、赤芍润燥，火腑燥结量入硝、黄[①]，无不愈矣。如每年二月病目，是阳明胃之热也，以石膏、葛根清胃，以神曲、麦芽除胃中之湿，而自愈。

◉**清大肠主方**

菊花　决明　木贼　槐花　黄连　生地　赤芍各五分　柴胡　川芎　薄荷　青皮各五分，在左目倍之　黄芩　栀子　桔梗　枳壳　陈皮各五分，在右目倍之　大黄钱　朴硝钱

◉**清胃热主方**

菊花　决明　木贼各五分　石膏　葛根各二钱　神曲　麦芽　山楂各五分　柴胡　川芎　薄荷　青皮各五分，左倍之　黄芩　栀子　桔梗　枳壳　陈皮各五分，在右目倍用　大黄临服量入

三月辰，九月戌，为太阳寒水之所治也。辰为足太阳膀胱，寒水之正化也；戌为手太阳小肠，寒水之对化，木[②]也。正化为实，对化为虚。假令每年三月病目者，必头痛鼻[③]，脊强憎寒，壮热身痛，或喘或嗽，为在经；如但小便赤涩而痛，为在腑。在经宜麻黄、羌活、防风，在腑宜黄柏、滑石；假令每年九月病目者，多头目眩晕，怔忡，小便短少，用羌活、防风、木通、黄连、茯苓、枣仁，而目病愈矣。

◉**三月太阳在经主方**

菊花　决明　木贼各五分　柴胡　川芎　薄荷　青皮各五分，左倍之　黄芩　栀子　桔梗　枳壳　陈皮各五分，在右目倍之　麻黄　羌活　防风各五分　杏仁　半夏　甘草各三分

◉**九月主方**

菊花　决明　木贼　羌活　茯神　枣仁　黄连　木通各五

分　柴胡　川芎　薄荷　青皮各五分，在左目倍之　黄芩　栀子　桔梗　枳壳　陈皮各五分，在右目倍之

四月巳，十月亥，为厥阴风木之所治。亥为足厥阴肝，风木之正化，木也；巳为手厥阴心胞络，厥阴之对化，火也。正化为本，对化为标。假令每年十月病目者，必两目红烂痒痛，当用防风、荆芥、苦参、羌活、独活以去风，令其内服外洗而自愈矣；假令每年四月病目者，是必七情抑郁不遂，过伤心胞，两目干涩而痛，肢羸瘦而无精彩，当作越曲丸④或六郁汤⑤加减，自愈矣。

◉十月主方

菊花　决明　木贼　蒺藜　荆芥　防风　苦参　羌活　独活各五分　柴胡　薄荷　川芎　青皮各五分，在左目倍之　黄芩　栀子　桔梗　枳壳　陈皮各五分，在右目倍之

铜绿钱一个，入酒杯内。将药煎熬，入药水半酒杯。服上药后，即将泡钱药水洗眼，即愈。

◉四月主方

菊花　决明　蒺藜　木贼　半夏　贝母　苍术　茯神　砂仁　香附　神曲各五分　柴胡　川芎　薄荷　青皮各五分，在左目倍之　黄芩　栀子　桔梗　枳壳　陈皮各五分，右倍之

五月午，十一月子，为少阴君火之所治也。午为手少阴心，正化之火也；子为足少阴肾，水也，对化之火也。正化为本，对化为标。假令每年五月病目者，为少阴君火受伤，或病目而兼怔忡、火盛口舌上生疮，皆心火之病也，治宜茯神、远志、枣仁、生地安神，黄连、元参清心，自愈；假令每年十一月病目者，为肾水之虚也，必干嗽，骨蒸发热，遗精盗汗，当用茯神、远志、枣仁安神，黄柏、知母滋肾，半夏、杏仁止嗽，丹

皮、骨皮止热，入治目之药，而自愈矣。愈后宜服六味地黄丸，或固精地黄丸亦可。

◉**五月主方**

菊花　决明　木贼　蒺藜　茯神　枣仁各五分　远志　生地　黄连　元参各五分　柴胡　川芎　薄荷　青皮各五分，左倍之　黄芩　栀子　桔梗　枳壳　陈皮各五分，在右目倍之

◉**六味地黄丸**方在七月内

◉**固精地黄丸**[6]方在三十六问酉时条下

六月未，十二月丑，为太阴湿土所治也。丑为足太阴脾，湿土之正化也；未为手太阴肺，湿土之对化，为金。正化为本，对化为标。假令每年十二月病目者，责在湿土太过。湿气之病，在天为云雾，在人为积食，在目为云翳，治宜三消入治目之病[7]内，有痰加南星、半夏，泻加猪苓、泽泻，痢加黄连、木香，白痢加苍术、阿胶，自无不愈；假令每年六月病目者，责在肺金受伤。肺为五脏之华盖，于卦为乾金，主治一身之气，在目为昏暗，亦为云翳，热火乘之为痛涩，治宜黄连、连翘清火，天冬、麦冬保肺，木贼、槟榔去云翳，无不愈者。

◉**十二月主方**

菊花　决明　蒺藜　神曲　麦芽　山楂　木贼各五分　柴胡　川芎　薄荷　青皮各五分，在左目倍之　黄芩　栀子　桔梗　枳壳　陈皮各五分，在右目倍之

◉**六月主方**

菊花　决明　木贼　蒺藜　槟榔　黄连　连翘各五分　天冬　麦冬各三分　柴胡　川芎　青皮各五分，在左目倍之　黄芩　栀子　桔梗　枳壳　陈皮各五分，在右目倍之

此不过言其治法之大概，又在人临症斟酌以治之也。

又每年一岁主气[8]，自大寒、立春、雨水、惊蛰，此两月主气为厥阴风木，三月四月为少阴君火，五月六月为少阳相火，七月八月为太阴湿土，九月十月为阳明燥金，十一月腊月为太阳寒水。其有病目两月而愈者，当参此治之。或前论不准者，再质之于此。

【校注】

① 火腑燥结量入硝、黄：根据手阳明大肠经燥结的程度，酌情加入芒硝和（或）大黄。火腑，指大肠。阳明大肠本属燥金，然其燥结则缘火盛，此处故称“火腑”。量，估量、衡量、酌量。

② 木：据文义当作“火”（太阳小肠属火）。

③ 鼻：据文义其后当有“塞”字。

④ 越曲丸：见《医学入门》，由苍术、神曲、川芎、山栀、香附等组成，治疗愿欲不遂、名利不遂，或先富后贫之类，或久病不愈，皆宜用之。此方在《丹溪心法》名“越鞠丸”，为治疗郁证的代表方。

⑤ 六郁汤：见《医学入门》，由陈皮、半夏、川芎、苍术、赤茯苓、山栀仁、香附、砂仁、甘草、生姜组成，治疗气、血、痰、火、湿、食等六郁。

⑥ 固精地黄丸：即第三十六问酉时条下“滋阴地黄丸”（参阅该条注⑭、⑮）。

⑦ 病：据文义，疑当作“药”。

⑧ 一岁主气：一岁中运行的主气。主气即主时之气，把一年中二十四个节气分为六个节段，每一节段四个节气，由一气固定主持，年年不变。主气按五行相生的次序运行，厥阴风木为初之气，少阴君火为二之气，少阳相火为三之气，太阴湿土为四之气，阳明燥金为五之气，太阳寒水为终之气。（下文言“三月四月为少阴君火，五月六月为少阳相火……十一月腊月为太阳寒水”只是将节气代之以夏历月份而已。）

第四十一问　人有几岁病、十几岁病目，至二十几岁复病，何也

答曰　此人之五脏六腑，有一脏之偏病，故十年一病也。张子[①]曰：甲胆乙肝丙小肠，丁心戊胃己脾乡，庚金大肠辛金肺，壬水膀胱癸肾脏，三焦亦同[②]壬宫□[③]，胞络同归入癸方。此一脏之偏中通可也[④]，故至其年而病目也。如十二年而一病目者，又当于十二经络[⑤]。

◉主方菊花决明汤

菊花　决明　木贼　蒺藜　苍术各五分　柴胡　薄荷　川芎　青皮各五分，疎肝，在左目倍用之　黄芩　栀子　桔梗　枳壳　陈皮各五分，清肺，在右目倍加之

甲胆乙肝丙小肠，此以脏腑言之也。如甲属胆，假令六甲年病目，即知是恐惧伤胆，心中常怀惊惧，或梦中惊恐，或口苦咽干，即当用菊花汤内加茯神钱，远志三分，枣仁五分，半夏三分以安胆。

乙属肝，假令六乙年病目者，必因大怒伤肝，其人必好骂詈号呼，左胁膨闷，两胁痛，得拳打之少可，用菊花汤多加疎肝治左之药，或入生灵、生蒲[⑥]，入醋服之即愈。

假令六丙年，小肠受伤病目者，必小水不利或涩，菊花汤加木通钱。或小腹痛，多加青皮、元胡、赤芍即愈。如不愈者，菊花汤内虽木香即愈。

假令六丁年，心脏受伤病目者，必心中怔忡不足[⑦]，甚至心荒[⑧]于死者，菊花汤内加茯神、枣仁各一钱，远志三分，生

地三分，安神即愈。

戊年属胃，胃中积食，当用神曲、麦芽、山楂以消食。

己年属脾，亦如治胃，加神曲、麦芽、山楂，痛者加延胡、白芍、赤芍。

庚年属大肠，热燥加黄连、槐花，干结加大黄、芒硝。

辛年属肺，肺热多加在右清肺药，劳嗽加黄柏、知母、天冬、麦冬各钱，半夏三分，神曲、麦芽、山楂各五分，麻黄、杏仁各二分，即时止嗽而目亦愈矣。

壬水属膀胱，病目者必小便淋涩，加黄柏、滑石各钱，或加八正[9]自愈。

癸水属肾，痛[10]目者必腰痛，当加黄柏、知母各五分，杜仲、牛膝各钱。

其有壬年病目者而三焦虚热，当入丹皮、骨皮以清三焦；或癸年病目而抑郁不遂者，当治心胞，开郁以治七情六欲不遂，当加苍术、栀子、神曲、川芎、香附、川贝、茯神、半夏自愈。

其有十二年以病目而求之经络者，如子对午而为少阴君火，丑对未为太阴湿土，寅对申为少阳相火，卯对酉为阳明燥金，辰对戌为太阳寒水，巳对亥为厥阴风木。

如子午为少阴君火，子为足少阴肾，午为手少阴心。足少阴肾行腹中任脉之两旁，如子年病目，而腹中皮肉作痛不敢当手，是足少阴肾经病也，菊花汤内加独活、肉桂；手少阴心起手少[11]指内侧，经神门行肘内，循臂内、腋下至胸，如午年病目而此处作痛者，手少阴心经病也，当加独活、细辛。

丑未为太阴湿土，丑为足太阴脾，未为手太阴肺。足太阴脾行腹中任脉两旁，足少阴肾、足阳明胃之外，足厥阴肝之内，如丑年病目而腹中此处作痛者，足太阴病也，宜加苍术、白芷；手太阴肺起自中焦脾胃，由肩前络臑[12]内、尺泽、寸口，至手大指而止，如未年病目而经络痛者，加秦艽、白芷、薄荷。

寅申为少阳相火，寅为足少阳胆，申为手少阳三焦，交足少阳胆，自两胁而下至足四指而止，大约身之侧皆少阳也。少阳能作往来寒热，呕而口苦，如寅年病目而兼此症者，但本方加柴胡、川芎、砂仁、藿香，佐半夏止呕可也；手少阳三焦起无名指外侧，由臂背中间，历肩井至耳之前、后、中，交足少阳[13]。如申年病目，必带手少阳经络俱病，当多加柴胡、薄荷、连翘、川连入手少阳也。

卯酉为阳明燥金，卯为足阳明胃，酉为手阳明大肠。足阳明胃不过葛根、石膏，手阳明大肠更加秦艽为异。卯年病目必兼足阳明症，当加石膏钱、葛根钱；酉年病目必兼手阳明症，当加石膏钱，葛根、秦艽各五分。

辰戌为太阳寒水，辰为足太阳膀胱，戌为手太阳小肠。足太阳膀胱申时由手太阳目锐眦，背交目内眦[14]，循头中督脉两旁四道，至脑后合督脉，又稍不[15]分四道，行背督脉两旁，至尾脊又合，至臀又分，至委中又合，由外踝至足小指外侧止；手太阳小肠，起手小指外侧，行肘外至肩外，由脑后风门、风府至头，行督脉两旁，下至童[16]子窌，目锐眦止。足太阳行身之背，故太阳头痛背强、浑身痛、喘，手太阳不过头痛而已。大约长发之处，皆手足太阳之分，皆用羌活、防风；足太阳更加川芎，佐羌活治周身之疼，少加杏仁、麻黄治喘嗽；手太阳但用羌、防而已。辰年病目为足太阳，戌年病目为手太阳，遵此治之万无一差。

巳亥为厥阴风木，巳为手厥阴心胞络，亥为足厥阴肝。手厥阴心胞，由胸前、腋下、臂内至于心，至中指内侧止；足厥阴肝，起足大指毛际，由腿内环阴器而上，左行腹右，右行腹左，足太阴之外、足少阳之前，胸前而交手太阴。亥年病目为足厥阴，亦当按此而加减治之也。

此虽条分缕晰[17]，至为精当，而亦有不然者，但看病目人经络病重则治经络，脏腑病重多则治脏腑。又有运气之当察，脉息之当审，外症之当详当问，小儿谨慎，委曲寻求，不可恃己聪明，一以简略应之，则为上工矣。

【校注】

① 张子：指张介宾。其所著《类经图翼》中有相似论述。

② 同：《类经图翼》作“向”，义长可从。

③ □：原为空白。《类经图翼》“□”处作“寄”，可从。

④ 一脏之偏中通可也：人之五脏六腑中，有一脏之偏胜偏衰，导致周期性发病者，均可以此处提出的规律去认识之、治疗之。“通可”，全都可以。

⑤ 经络：诸本均同，其下疑有脱文，待考。

⑥ 生灵、生蒲：指生灵脂、生蒲黄。

⑦ 足：大成书局本作“定”，义长可从。

⑧ 荒：通“慌”。

⑨ 八正：指八正散，由车前子、瞿麦、萹蓄、滑石、栀子、炙甘草、木通、大黄等八味药物组成。

⑩ 痛：据上段文例当作“病”。

⑪ 少：据文义当作“小”。

⑫ 臑（nào 闹）：自肩至肘部，其前面靠近腋部的隆起的肌肉。

⑬ 历肩井至耳之前、后、中，交足少阳：三焦手少阳之脉，其支者，从膻中上出缺盆，上项，系耳后（此为“至耳之后”），直上出耳上角，以屈下颊至䪼下（此为“至耳之前”）。其支者，从耳后入耳中（此为“至耳之中”），出走耳前，过客主人，前交颊，至目锐眦，在此“交足少阳”。

⑭ “由手太阳目锐眦”二句：手太阳小肠经的一条分支从缺盆上颈，上行到面颊，至目外眦后，折向后进入耳中。从这一分支的颊部，另又分出一支，向上行于眼下，至目内眦（睛明穴）交于足太阳膀胱经。

⑮ 不：据文义当作“下”。

⑯ 童：同“瞳”。

⑰ 晰：据文义当作“析”。

第四十二问　人有病目间日而痛者何也

答曰　此当分其气血之虚实也。盖气为阳，无形之物也，属乾金；血为阴，有色之物也，属震巽肝木。单日属阳，双日属阴。治法：照单日双日分气血治之。假令单日病目而重者，必右目重，治宜清金去湿[①]；双日病目而重者，必左目重，治宜疎肝活血愈[②]。

◉**单日主方**

菊花　决明　木贼　羌活　防风　神曲　麦芽　山楂　苍术各五分　柴胡　川芎　薄荷　青皮各五分　黄芩　栀子　桔梗　枳壳　陈皮各一钱　大黄分

◉**双日主方**

菊花　决明　木贼　羌活　防风各五分　灵脂生　蒲黄生　柴胡　薄荷　川芎　青皮各一钱　黄芩　栀子　桔梗　枳壳　陈皮各五分　大黄分

【校注】

① “假令单日病目而重者”三句：单日属阳，故于单日病目者，必受亢阳之影响。右目属肺，肺主气，气亦属阳，单日之亢阳故犯右目。治之故当清肺金，兼湿者兼去湿。所以“单日主方”，其清肺之品（黄芩、栀子、桔梗、枳壳、陈皮）用量加倍。

② “双日病目而重者”三句：双日属阴，故于双日病目者，必受阴邪之影

响。左目属肝，肝主藏血，血亦属阴，双日之阴邪故犯左目。肝恶抑郁，郁则血滞，治之故当疏肝活血。所以“双日主方”，其治肝活血之品（生灵脂、生蒲黄、柴胡、薄荷、川芎、青皮）用量加倍。踈，同“疏”。

眼科百问下卷

天雄贵乡苑家湾村苗其祥庆长氏新抄

垣邑王行冲文之氏编著

第四十三问　目中浮云翳[1]遮睛者何也

答曰　此云翳也，出于脾胃。《三命通会》云：甲为风，乙为雷，丙为日，丁为星与电，己为雾[2]，庚为霜，辛为雪，壬为露，癸为雨。戊己在天为云雾，在人为脾胃，在眼为云翳也。此乃脾胃火热上烁于肺，而见金之白色也。此浮翳[3]之说，别翳另论。此当以三消除湿，令脾土得所，自无云、翳、雾之患[4]矣。

◉主方

菊花　决明　木贼　槟榔　苍术　神曲　麦芽各五分　山楂　白蔻各五分　柴胡　薄荷　川芎　青皮各五分，在左目者倍之

【校注】

① 浮云翳：黑睛生翳，呈片状者称云翳（呈点状者称星翳），“浮云翳”则为比较表浅的云翳。

② 己为雾：据文例及下文“戊己在天为云雾”句，其上当有“戊为云”句。此处脱文。

③ 浮翳：表浅的翳。这里指“浮云翳”。

④ “令脾土得所”二句：使脾土得到了适宜的环境（指脾土恢复了正常的功能），自然就没有了天之云雾，眼之云翳等祸患。

第四十四问　泡[1]络突睛者何也

答曰　此当分治[2]：泡肿者，脾湿也，当消其湿；丝络红

者，心热也，当清其热；突睛者，肝实也，宜疏其肝。《龙木》未讲明，此问当为“目睛突起”。

◉红络主方

菊花　决明　木贼　黄连　麦冬各五分　柴胡　川芎　薄荷　青皮各五分，左目重倍加　黄芩　栀子　桔梗　枳壳　陈皮各五分，右目重倍加　大黄二分

◉泡肿主方

菊花　决明　木贼　苍术　神曲　麦芽　山楂各五分　腹皮五分　白附子二分　柴胡　川芎　薄荷　青皮各五分，左倍之　黄芩　栀子　桔梗　枳壳　陈皮各五分，右目倍用之　大黄一分

◉突目主方

菊花　决明　蒺藜　生灵脂　生蒲黄　赤芍　生地各五分　柴胡　川芎　薄荷　青皮各五分，左目倍用之　黄芩　栀子　桔梗　枳壳　陈皮各五分，右目倍用之　大黄[3]

予治侣轩王年兄[4]仆人名李让者，患目症，乌珠少蓝。医认为肝之虚，用四物汤加防、羌、陈、通之类，服之甚疼。医为服药少，将前四物汤令连服数剂，乌珠生出一黑丸，大如蔓荆子，流泪火热，痛苦不堪，求予治之。予与突睛主方服之，服一剂痛减。其人欲求速效，欲连服数剂，予曰：此大黄之药，不可连服，惟从容服之，可收全功。其人不依，乃与数剂，每剂大黄只用一分，服之得愈矣。

【校注】

① 泡：据文义当作“胞”。下同。

② 此当分治：本问的“泡络突睛”，本非同一病患，应该分别治之。其治法，下文讲得清楚，“泡(胞)”指胞肿，病机为脾湿，治当健脾以消其湿；“络”指白睛上丝脉纵横，属于心火过亢，治当清其心火；“突睛”指目睛突起，属于肝经

实热郁阻，治当疏肝泻火。

③ 大黄：用量原夺。

④ 年兄：科举制度中同榜登科者为同年，因此，相互尊称为年兄。下同。

第四十五问　目睛内陷[①]者何也

答曰　此俗名陷睛翳也，乃肾水绝矣。盖肾为真水，溏泻又为肾水虚，肾主二便，李梃药赋[②]云：溏泻无定，多因真水欠旺。今人不知补肾，但用猪、泽之类过损真阴，是以肾亏而目睛瞳人内陷[③]也。治宜六味地黄丸去泽泻，加黄柏、知母、楮实、枸杞而自愈矣。凡未经用渗利而下陷者，仍当用清心清肾，而目自平矣。

◉主方肾气地黄丸

熟地四两　山药二两　茯苓二两　山萸二两　丹皮二两，炒　泽泻五钱　黄柏一两　知母一两　楮实二两　枸杞二两　蒺藜二两，炒　蔓荆子一两

上共为细末，炼蜜为丸，每服三钱，白水送下，晚服。

◉清心清肾主方

菊花　决明　木贼　蒺藜各五分　黄连　麦冬　黄柏各五分　知母五分　柴胡　薄荷　川芎　青皮各五分，左目倍用之　黄芩　栀子　桔梗　枳壳　陈皮各五分，左[④]目倍用之　大黄一分

余习医门人[⑤]尹士俊，其母五十余岁，目患陷睛翳。一医立一方，用四物等药补之，且戒之云："子用心服药调理，可保一目，不然恐两目不保。"俊与余商之云：其母信服者医也，俊信服者师也。遂用清心主方，假称前一医之方，服之一剂即痛

止，余令歇五日再服。歇五日，其患陷者已平复矣。乃知肾水不足，当补之以药，知非补之以四物也矣。

【校注】

① 目睛内陷：指下文所谓“陷睛翳”。据本证所用方药及所举病案，此“目睛内陷”非为眼珠下陷，实指黑睛生翳且翳面有较深凹陷者。故与第四十三问“浮云翳”相对称“陷睛翳”。

② 李梃药赋：据文义“李梃”当作“李梴”。下同。李梴（chān 掺）所著《医学入门》有《杂病用药赋》一篇。

③ 瞳人内陷：此笼统言也，实非瞳人之陷，而是瞳人前方之黑睛生翳且翳面内陷。

④ 左：据文义当作“右”。

⑤ 习医门人：本书作者王子固，业医并非专职，并曾设义学，开药局等，故其弟子门生可能涉及多个行业，此为随其学医的门人。

第四十六问　目睛倒出者何也

答曰　人有目睛脱出，悬长二三寸或四五寸，有纳之而愈，有纳之而还出者。此亦有三：一者为肝之实，盖怒伤肝，怒甚则肝之气无所舒诉，而自暴急，以致两目不能合。此时当自制其肝气，而严戒怒恼，则无此患。而犹然躁急，愤怒号呼，震争肝气上而不下，迫于两目而脱出矣。一者为肾气不足。盖诸寒收引，皆属肾水。人若素日虚弱，房劳过度，以致肾水消乏，又受邪热，则太阳寒水之气无权不收摄，又不能严戒恼怒，慎加静养，又兼跌磕少犯，则目睛脱出矣。其有纳之而愈者，有迟一二日而复脱出者，此肾气之虚也。一者为宿世冤业，或是今所作过恶，冤魂所缠，则非医药所疗矣。前肝之实当用疏肝散；肾之虚当用六味地黄丸加黄柏以补三焦元气，加五味以收肾之缓，仍戒色欲而自愈。又当痛自修省，积德悔过。有过可改者，改之，以庶几[①]于万一，或者可愈，否则难愈矣。

◉肝实主方

菊花　决明　木贼　茯神　枣仁　黄柏　知母各五分　灵脂生　蒲黄生　柴胡　川芎　青皮　薄荷　黄芩　栀子　桔梗　枳壳　陈皮各五分

白水，盐一星，煎服。

◉肾虚主方

菊花　决明　木贼　茯神　枣仁各二分，炒　知母一钱　黄柏一钱　天冬一钱　五味五分　柴胡　薄荷　川芎　青皮各五分，左倍　黄芩　栀子　桔梗　枳壳　陈皮各五分，在右倍之

◉目睛脱出纳法

目睛脱出，不可遽用手拿填入，当用生猪脂油一片，多加唾津，托住，从容纳进。初起用肾虚方。

纳入调理用：

◉收缓地黄丸

熟地四两　山药二两　茯苓二两　山萸二两　丹皮两，炒　泽泻五钱　黄芪二两　天冬二两　麦冬二两　五味一两

上为细末，炼蜜为丸，每晚服三五钱，白水送下。

【校注】

① 庶几：或许可以（治愈）。

第四十七问　目中青膜遮睛者何也

答曰　《龙木》谓为外障、为肝色青者，非也。盖目中脂膜浮翳，原无青色，俱皆白膜。李梃本草解云，是脑脂下流而成也。肝之正气消乏，故五脏之邪皆入目而成翳也。当用青葙子、木贼入前泻肝之内，酌量用之，无不可矣。

◉主方

菊花　决明　青葙　木贼　蒺藜　苍术　白蔻各五分　神曲五分　柴胡　薄荷　川芎　青皮各五分，在左者倍用　黄芩　栀子　桔梗　枳壳　陈皮各五分，在右者倍用　大黄一分

第四十八问　瞳人倒[①]者何也

答曰　此必无之事也。即或有之，必是大恶大凶之人，酒色无度，昼夜反常。瞳人属肾，肾为水脏，主静，如酒色昼夜以乱之，则肾伤而瞳人坏矣。故有瞳人歌[②]反者，有瞳人眠倒者，有瞳人头向下者，皆异症也。治此宜服六味地黄丸，尤宜悔过自责，痛改前非，静以养之，方可获效，否则难矣。

◉主方地黄丸

熟地四两　菊花三两　山药三两　茯苓三两　山萸三两　丹皮两半，炒　泽泻五钱，去毛　蒺藜去芒，炒　枸杞　楮实　菟丝　青葙各二两　五味一两

上方炼蜜为丸。

余姊丈宋八上仆人表姓者，十五岁。病伤寒后，见人首皆向下行。余甚奇之，不敢妄医。余肊制[3]一方，用菊花、决明、木贼各五分，茯神、枣仁、熟地各一钱，知母三分，令心肾相交；用神曲、麦芽、山楂、豆豉各一钱，以去伤寒后之寒积；用柴胡、薄荷、川芎、青皮各五分，以疏肝；黄芩、栀子、枳壳、桔梗、陈皮各五分，以清肺；大黄一分以去实火。遂服一剂而愈。余初阅此问，以为必无之事，及遇此人之症，亦疑其甚奇，而竟医之得愈，则世间必无之事，亦未可执也。

【校注】

① 瞳人倒：瞳人失去正圆状态，或呈椭圆，或如杏仁，或直立，或倒立，或斜置，或横卧，是一种比较严重的瞳人病症。其可单独发生，或为《秘传眼科龙木论》所谓的“瞳人干缺症”的瞳人表现之一。

② 歌：据文义当作“欹”。

③ 肊（yì意）制：凭着个人的浅见而制作。“肊”为谦词，犹言浅见。

第四十九问　头晕，眼见赤乱星[1]者何也

答曰　此肾水之虚，挟风与痰也。盖肾水主静，肾虚则视物摇动，是目光自动也。命书曰：丁为星与电。丁，心火也。肾虚又带心火，故眼见红星乱滚也。更当诊其脉，如洪大而浮为风，宜去风；如滑实而坚为痰，宜去痰；如不头晕，脉必数，亦无红星，止是黑星如蚊虻乱飞，止是肾虚也，当用滋阴地黄丸，戒房劳，可半月而愈矣。

◉**脉洪浮红星主方**

菊花　决明　木贼　防风　黄连　羌活　麦冬各五分　柴胡　薄荷　川芎　青皮　黄芩　栀子　桔梗　枳壳　陈皮各五分　大黄一分

◉**脉滑实主方**

菊花　决明　木贼　蒺藜　南星　半夏　胆星　麦芽　山楂　石膏　黄芩　栀子　桔梗　枳壳　陈皮各五分，在右目倍用　大黄一分

◉**滋阴地黄丸**

熟地　山药　茯苓　山萸各二两　丹皮两半，炒　泽泻　黄柏　知母各一两　珠砂　莲须　金樱　楮实　菊花　菟丝子各二两

上共为细末，炼蜜为丸，每晚服三五钱，白水送下。

【校注】

① 眼见赤乱星：类似于《证治准绳》《审视瑶函》描述的“萤星满目症”。

第五十问　眼皮麻木者何也

答曰　此痰与风也。眼属肝木为风，眼皮为土轮[1]，脾胃有痰，或头目伤风。《内经》曰：诸症强直，顽木不仁，属于湿[2]；诸暴强直，痛顽麻木，皆属风[3]。治法同前。

◉**主方**

菊花　决明　木贼　后音[4]　秦艽　葛根　南星　半夏　胆星　神曲　麦芽　山楂　砂仁各五分　柴胡　薄荷　川芎

青皮各五分，在左目倍用　黄芩　栀子　桔梗　枳壳　陈皮各五分，在右目倍用　大黄一分

【校注】

① 土轮：据中医理论当作“肉轮”。此称“土轮”者，意在说明眼皮属土、属脾胃。

② “诸症强直”三句：义出《素问·至真要大论》，原文作“诸痉项强，皆属于湿”。据此，句中“症”字当作“痉”。

③ “诸暴强直”三句：义出《素问·至真要大论》，原文作“诸暴强直，皆属于风”。

④ 后音：药品及功效待考。据字形及文义疑作“石青”。石青，又名扁青，为碳酸盐类矿物蓝铜矿的矿石。《本经》载其“主明目，利九窍”。《别录》载其能“祛寒热之痹”。《本草纲目》载其“吐风痰癫痫”。

第五十一问　血侵睛[①]者何也

答曰　心火之乘肝木也。盖血色赤属火，乌珠为风轮属肝，血侵睛者，心尅肝也。《阴符经》曰：火生于木，祸发必尅[②]。乃因怒则伤肝，肝过急则益怒，怒甚则心火因而并起，此血之所以侵乌珠也。是我生者反来尅我也。治宜清心平肝而自愈矣。

◉**主方**

菊花　决明　蒺藜　黄连　麦冬各五分　赤芍　生地　柴胡　薄荷　川芎　青皮各五分，左目倍用之　黄芩　桔梗　栀子　枳壳　陈皮各五分，在右目倍之　大黄一分

余习医时，治一小儿，方七八岁，两目白珠如血点，乌珠

无恙。余曰：此心火之乘肝也。余用黄连、菊花泻其心火，栀子、黄芩、枳壳、桔梗扶其肺金，一服而愈。待一年后见其大人，问之，知其效也。

【校注】

① 血侵睛：原目录“血”前有“瘀”字，此处疑脱。“血侵睛”指血络（瘀血）侵及乌珠。

② 火生于木，祸发必尅：火生于木，即生火者木，初则火势渐升，光耀照人，原为吉象；木若生火过甚，则可发为祸患，木反而必遭火焚。

第五十二问　目久昏如雾遮者何也

答曰　此肾水之虚，而脾土之实。瞳人属肾，而有形之物属土，此盖因脾土太过，或食积，或湿痰，而又加房劳过度，故肾水虚而目不见，视物如遮也。此症有二：一为老人气血虚乏，视物如遮也；一为眼症新愈之后，醉饱入房，以致视物如遮也。老人宜服补肝四物，加枸杞、楮实而愈；其为房劳者，宜服地黄丸，方内加柏、知而愈。亦当先服保和丸。

◉老人目昏主方补肝四物汤

菊花　决明　木贼　苍术　防风　羌活各五分　枸杞　楮实　当归　川芎　白芍　熟地各一钱　黄柏　知母　柴胡　薄荷　青皮　黄芩　栀子　桔梗　枳壳　大黄各五分

◉房劳主方滋阴地黄丸

熟地四两　菊花三两　山药　茯苓　山萸各二两　丹皮两半，炒　泽泻　黄柏　知母各一两　枸杞　楮实　菟丝　青葙

各二两

共为细末，炼蜜为丸，每晚服三五钱，白水送下。

第五十三问　目痛而憎寒者何也

答曰　此外感风寒也。仲景曰：恶寒者，表未解也。宜用菊花汤，分三阳入各经药，而自愈矣。如无经络可分，但用苏叶、荆芥发散自愈。《龙木》谓胃寒是畏寒之症。《明理论》[①]曰：阳虚畏外寒。当用八味地黄丸或补中益气汤助其阳而自愈矣。然目痛自无胃寒之症也。

◉主方菊花汤

菊花　决明　木贼　苍术各五分　柴胡　薄荷　川芎　青皮各五分，在左目倍用　黄芩　栀子　桔梗　枳壳　陈皮各五分，右目倍用之

太阳：头痛，身热脊强。方内入羌活、防风、麻黄各一钱，枣仁二分，甘草三分。人脚定时服药，三更汗出即愈。

阳明：目痛，鼻干，不眠。主方内入石膏二钱，葛根一钱，人脚定时服药，三更睡熟即愈。

少阳：耳聋，胁痛，寒热，呕而口苦。主方内有柴胡，加半夏、缩砂、藿香各三分，水煎二滚，嗅药气二遍，即时呕止。更加葛根一分，知母五分，佐菊花治耳聋，延胡、赤芍、生灵脂、生蒲黄各七分，佐柴胡治胁痛。人脚定时服药，三更身凉即愈。

如无经络可分，主方内加荆芥、苏叶各一钱即愈；如有发热头痛等症未解，大便三五日不通者，分三阳量入大黄、朴硝，为大柴胡汤，晚上一服即愈[②]；有如明系阳虚，身无发热，从未头

痛，口出凉气，面白唇青，战慄如丧神守者，宜用：

◉**八味地黄丸**

熟地四两 山药 茯苓 山萸各四两 丹皮三两，炒 泽泻五钱 附子十两，姜制 肉桂五钱

共为细末，炼蜜为丸，每晚服三五钱。

如阳虚汗出不已，少气不足以息，身无头痛发热等症，亦[3]用：

◉**补中益气汤**

黄芪一钱 人参 白术 甘草各五分 柴胡 升麻各三分 陈皮八分

上用大枣一枚，白水煎，晚服。

【校注】

① 《明理论》：指金代成无己所撰《伤寒明理论》。

② “如有发热头痛等症未解”五句：发热头痛等症状（经前述治疗）不解者，并兼三五日大便不通，应分清其为太阳、阳明、少阳之哪一经病，酌情加入大黄和朴硝治之。也可用大柴胡汤（《伤寒论》方，由柴胡、黄芩、芍药、半夏、生姜、枳实、大枣、大黄组成），晚上服药，一次即可痊愈。量，估量，审度。

③ 亦：据文义当作“宜”。

第五十四问　目痛而身热者何也

答曰　此不可概论也。当于脉定之：如脉洪大而目痛者，此为目病也，当用疎肝汤加骨皮、丹皮自愈；如脉浮者为表热，

当以前五十三问中分三阳表里，疎肝汤内治之；如脉沉实者为在里，当以五十三问中大柴胡汤[1]治之；如脉数而无力，此是阴虚之症，当用疎肝汤内加茯神、枣仁、黄柏、知母、天冬、麦冬而愈矣。愈后服滋阴地黄丸。

◉主方疎肝汤

菊花　决明　木贼　地骨　丹皮各五分，炒　柴胡　薄荷　川芎　青皮各五分，在左目倍用　黄芩　栀子　桔梗　枳壳　陈皮各五分，在右目倍用

如脉数而无力，久病干嗽，当用疎肝汤内加茯神、枣仁、黄柏、知母各五分，天冬、麦冬各一钱，半夏三分，杏仁、麻黄各二分，白水送服。

◉滋阴地黄丸

熟地四两　山药　茯苓　山萸各二两　丹皮两半，炒黑　泽泻五钱，去毛　黄柏　知母各一两　枸杞　楮实各二两

上共为细末，炼蜜为丸，每服三五钱，白水送下。

【校注】

① 大柴胡汤：方见第五十三问校注②。

第五十五问　目乍暗[1]者何也

答曰　此肾水亏也。此症有三：一为三焦相火大胜，水不能尅制，故眼前乍暗也。上焦如雾，故乍暗也[2]，此为实热。一为房劳久虚，久坐骤起则乍黑，或久蹲乍起，亦能眼黑，此为虚。一为血虚挟久火，上则乍暗昏[3]也。相火宜用清心黄连

解毒汤，入疎肝汤而自愈矣。

◉清心主方黄连解毒汤

菊花　决明　木贼　蒺藜　黄连　黄柏　黄芩　柴胡　薄荷　川芎　青皮　栀子　桔梗　枳壳　陈皮各五分　大黄一分

◉房劳主方六味地黄丸

熟地四两　菊花三两　山药二两　茯苓二两　山萸二两　丹皮两半，炒　泽泻五钱　黄芪二两　黄柏二两

炼蜜为丸，每晚服三钱。

◉血虚主方补肝四物汤

菊花　决明　蒺藜各五分　当归　川芎　白芍　熟地各一钱　茯神　枣仁　黄柏　知母　柴胡　薄荷　青皮　黄芩　栀子　桔梗　枳壳　陈皮各五分

【校注】

① 目乍暗：眼目突然昏暗。乍，突然。暗，视力下降或眼前发黑。

② “上焦如雾”二句：上焦的主要功能是敷布水谷精气至全身，以温养肌肤、骨节，通调腠理，像雾露之灌溉。今三焦火盛，影响了“上焦如雾”的功能，目窍失养，故致乍暗。

③ 暗昏：大成书局本作“昏暗”。

第五十六问　目患左赤而传右者何也

答曰　此肝传肺也。盖因盛怒伤肝，肝之治[1]在左，又为心火所乘，而左目先赤。肝实而太过，则所传[2]不胜，故传肺而右目亦赤也[3]。证当目红而瞪，虽夜亦不能合，治宜疎肝散。

如传右，当于疎肝[4]内加黄芩、栀子、桔梗以清肺，枳壳以顺气，而自愈矣。

◉主方疎肝散

菊花　决明　蒺藜　麦冬　黄柏　知母各五分　黄连　柴胡　薄荷　川芎　青皮各五分，在左目倍用　黄芩　栀子　桔梗　枳壳　陈皮各五分，在右目倍用　大黄一分

【校注】

① 治：旧时地方政府的所在地称“治”，此指管辖、治理的范围。

② 所传：据文义当为“传所”。

③ “肝实而太过”三句：按五行生克规律，肺金克制肝木，肺为肝所不胜。但若肝经实邪太过，则可反侮肺金。故而肝邪传肺，称为“传所不胜”。肺之治在右，故使右目亦赤也。

④ 肝：据文义其下当有“散”字。

第五十七问　目患右赤而传左者何也

答曰　此肺传肝也。盖愤郁伤肺，肺之治在右，为心火所乘，右目先见赤。肺愤郁而不解，则传其所胜之肝[1]，故传左而赤也。症当两目涩而昏，治宜疎肝汤加六郁汤[2]，天冬、麦冬以保肺，枳壳、桔梗以顺气，再入明目之药而自愈矣。

◉主方疎肝散

菊花　决明　蒺藜　黄连各五分　天冬　麦冬各一钱　苍术　神曲　香附　半夏　茯苓　川贝　砂仁各五分　柴胡　薄荷　川芎　青皮各五分，左重者倍用　黄芩　栀子　桔梗　枳壳

陈皮各五分，右目重倍用　大黄[3]

【校注】

① 传其所胜之肝：肺金能克肝木，故肝为肺之所胜。

② 疎肝汤加六郁汤：即下面所列“主方疎肝散”。

③ 大黄：据文例其下当有“一分”二字。

第五十八问　目患左右相传者何也

答曰　此气血俱病也。先肝则病血，先肺则病气。虽气血俱病，治宜其现在。现在血分，则以前方治左者治之；现在气分，则以前方治右者治之，而自愈矣。主方疎肝汤在五十六、七问，斟酌用之。

第五十九问　目赤而痒涩者者何也

答曰　此人将病目，肝血虚而又胃风[1]也。盖诸痛为实，诸痒为虚，血有馀则目多津液，血不足则目干涩，又加心火乘之，故赤而涩痒也。宜用防风、羌活、荆芥疎风，天冬、麦冬、生地凉血，黄连、黄柏清火而自愈。外用洗药熏洗，其效更捷。

◉**主方**

菊花　决明　蒺藜　防风　荆芥　天冬　麦冬　生地　黄连　黄柏　柴胡　薄荷　川芎　青皮各五分，左目重倍用　黄芩　桔梗　枳壳　栀子　陈皮各五分，右目重倍用　大黄一分

◉**洗药主方**

菊花　决明　苍术　苦参　荆芥　防风　香附　甘草　当归　赤芍　黄柏　黄连　白芷各一钱　铜绿五厘

上用白水一碗半，煎二三滚，晚上先熏后洗。

余同案[②]韩德符，住曹县桃园集，代其令亲某人求洗眼药，余以此洗药二剂奉之，恐用铜绿太多螫[③]眼，令入铜绿钱一文，煮水洗之。韩某与其亲一剂，留一剂分作十剂，以应求药者，人人获效。后将此方抄去。

【校注】

①胃风：据文义当作“冒风”。

②同案：清代，省学政巡回所属举行的考试称岁试，被取中的各县秀才被视为进入县学，称为进学。同年进学的秀才则互称“同案”。进了学的秀才才有资格参加考取举人的乡试。

③螫：据文义当作“螫(zhē 遮)”。有毒刺的虫子刺人或其他动物，叫“螫，”（“螫”又读 shì 是）。此喻洗眼药中若加铜绿过多，眼可觉刺激如螫。

第六十问　目下两睑赤烂者何也

答曰　此因肾水虚乏，不能收摄，以致泪出多也。盖肾主五液，入肝为泪，揩拭不止，遇风即痒，愈痒愈拭，愈拭愈痒，即或红烂眼。外治宜用前五十九问中洗法，或少入铜青[①]，大效。内宜服地黄丸，更戒房劳，三年而愈。女人多因厨皂[②]之中烟火所伤，又不能忌辛辣厚味，或因病目年久不愈，即或红烂眼。此并用前洗药，或安闲静养而愈。如系幼年即烂者，不必言静养，但熏洗之后，避风三五日可也。

◉主方滋阴地黄丸

熟地四两　菊花　山药　茯苓　山萸各二两　丹皮两半，炒　泽泻五钱　黄柏一两　知母一两　荆芥　防风　白芷　苍术　金银花　胆草　楮实　枸杞各一两

上共为细末，炼蜜为丸，每服三五钱，白水送下。洗方在前。

【校注】

① 铜青：铜绿之别名。

② 皂：据文义当作“灶”。

第六十一问　目睛通黄者何也

答曰　此湿之盛也。盖黄，土色，为脾胃积热上灼于肺，故白珠通黄也。肺热，故小便亦黄，为水生于金也。此症亦有数种，不可不详：

一为伤寒误服热药，以致胃热而发黄也。治宜茵陈汤，令小便下如皂角汁，而自愈矣。然治伤寒发黄亦有二法，《医学入门》云，黄症俱口渴而头汗。蓄热发黄者，二便闭而大腹彭[①]胀；蓄血发黄者，二便清而小腹急结。蓄热宜茵陈加大黄，蓄血宜桃核承气汤，甚则涤荡汤、丸俱效。

一为疟疾过服干姜、草果捷药，或多用面食，以致馀湿上烁于肺也，治宜茵陈加小柴胡。诊其脉而数，知是过服热药，当加黄连、木通在内。如饮食过饱，当加神曲、麦芽、山楂在内，三消而自愈矣。

一为酒毒湿热于胃，上烁于肺，治宜醉仙逍遥游内加茵陈汤、三消，而自愈矣；又有六郁气恼而发黄者，二症皆手脚发痒，医者全未言及此。此症初觉眼珠略黄，后渐面如土色，或如亡人之色，久久渐渐成黑暗，故有黄疸、黑疸[②]之名，最为恶症。如是气恼，宜开郁、平肝、补脾加茵陈；其为虚怯，当用安神、滋阴加茵陈。二症先宜服消导利水，后当加补剂，不可全恃除湿也。

◉伤寒主方[③]茵陈汤

茵陈三钱　花粉一钱　白术二钱　神曲　麦芽　山楂　缩砂各一钱　枳壳　陈皮　黄柏　川芎　薄荷　柴胡　黄芩　栀子　桔梗　知母　茯苓　猪苓　泽泻各五分　肉桂一分

◉蓄热主方茵陈汤

即前方茵陈汤加大黄五分或三五钱。

◉蓄血主方桃仁承气汤

即前茵陈汤加桃仁、红花各三分，大黄、朴硝各五分，桂枝一分。

如畜[④]，桃仁不应[⑤]，用涤陽[⑥]汤

即前茵陈汤加水蛭七条，虻虫七枚，桃仁、大黄各五分。

◉疟疾过服热药主方柴胡茵陈汤

即前茵陈汤去肉桂，加柴胡二分，黄连、木通各一钱，半夏三分。

◉醉仙逍遥游专治酒病，头痛恶心，如在船车上

葛根二钱　砂仁钱，研　石膏二钱　黄芩　栀子　桔梗各七分　枳壳一钱　茯神钱　滑石二钱

◉六郁主方茵陈汤

茵陈二钱　花粉钱　陈皮　半夏　苍术　茯苓　砂仁研

香附　甘草　神曲　麦芽　山楂　柴胡　薄荷　荆芥各五分　白术三分　白芍五分　猪苓　泽泻各五分　肉桂一分　川芎　青皮　黄芩　栀子　枳壳　桔梗　黄柏各五分

手足痒加防风五分，白水煎服。

◉虚怯主方茵陈汤

茵陈二钱　花粉钱　茯神　枣仁炒　知母　黄柏各五分　白术三分　神曲　麦芽　山楂　砂仁　薄荷　黄芩　栀子　枳壳　桔梗　陈皮　茯苓　猪苓各五分

手足痒加荆芥、防风各五分。

◉六郁、虚怯俱用茵陈丸调理：

茵陈三两　花粉二两　白术八钱，米泔水[7]浸，土炒　苍术五钱，米泔水浸，土炒　陈皮一两　厚朴　甘草各五钱　白芍炒　茯神各两　黄柏两，炒　栀子炒　神曲炒　麦芽　山楂　砂仁各二两　茯苓　猪苓　泽泻各一两

共为细末，荷叶水为丸，每服一钱，白水送下。

余治表弟武庠崔济寰黄症，手足发痒。崔素为酒色过度之人，求治于余，且问余云：能医好否？余告以实言：余赔医治病虽久，实未曾见治好一人。崔云：我问许多人，都说不治之症。及至见兄，望治甚殷，乃云未见治好，终不然，我且死矣。余诊其脉，五至而虚，乃与前虚怯主方茵陈汤，且告以欲求痊愈，须要戒酒、戒色、戒肉食厚味，此不过取纸上陈言，以宽慰之耳。后十馀日，凡求诊脉，复四至，余曰：愈矣。崔亦自云：愈矣。服数剂全愈，后不再犯。

后又治同胞或[8]青螺，余姊丈成宸御令弟也，患黄症，延余诊之。成自知症重，甚为忧恐。余诊其脉，亦细数而虚。余问手足痒否，成大为惊骇，乃曰：余求治阅医数矣。余告以曾

经治好崔济寰，亦是手足发痒，后获痊愈，今已数载，不信，但使人问之，可无疑惧也。遂以前虚怯茵陈汤，不数剂而愈。

后又治李彰六年兄盛价[9]冯时太，患两目通黄，求治于余，年三十岁，自云：不意我如此幼弱年纪，将登鬼箓[10]，君将如何求[11]治？恐惧之甚。余告以曾治好崔、成两家，汝可无患矣。此系劳力愁苦之人，较前全愈少迟，服前六郁茵陈汤十数剂，延两三月安然。

又内兄李奉白，系诸生[12]，年近五旬，患黄症，两目通黄，饮食不消。余于前虚怯茵陈汤加三消开郁一剂，且令服茵陈茶，未及一月痊愈。

有医道社兄[13]常白水，幼科名医，治一僧不愈，问于余，余教用茵陈丸，已愈九分，僧又用别方，遂不救矣。

【校注】

① 彭：据文义当作“膨”。

② “黄疸、黑疸”四字：原有旁注“疸音旦，黄病也”六个小字。

③ 伤寒主方：此方主治由伤寒引起的“目睛通黄”，并非治伤寒之方。以下诸方同例。

④ 畜：其下锦章书局本有“血”字，此处脱文。

⑤ 桃仁不应：指服用前面的“桃仁承气汤”不效。

⑥ 陽(阳)：锦章书局本作“蕩(荡)”，义长当从。

⑦ 米泔水：即淘洗食米的水。用米泔水炮制药物，主要可减弱药物的辛燥气味和滑肠作用，调理脾胃，增进饮食。也可用以吸附药材所含的油脂。

⑧ 或：据下文“成宸御令弟也”“成自知症重”与“成大为惊骇”句，当作“成”。

⑨ 盛价(jiè 界)：对别人使者的敬称。古代称为宾主传话或被派遣传送东西的人为“介”，故又称使者为“介”，也作“价”。

⑩ 鬼箓(lù 路)：古代迷信传说中阴间死人的名簿。

⑪ 求：据文义当作“救”。

⑫ 诸生：清代经考试录取而进入府、州、县各级学校学习的生员。生员有增生、附生、廪生、例生等，统称诸生。

⑬ 社兄：志趣相同者结社，社友尊称对方为社兄。

第六十二问　目能远视不能近视者何也

答曰　此为心火无病，而肾水虚乏也。盖心在天为日，于卦为离，主离普[①]明照。心血完固，故能远视；肾水于目为月光、星光之明，故肾虚不能近视也。年老人多有之。治宜滋阴地黄丸，而自愈矣。

◉主方地黄丸

熟地四两　菊花三两　山药　茯苓　山萸各二两　丹皮两半　泽泻五钱　黄柏一两　知母一两　决明　楮实　蒺藜　枸杞　青葙　菟丝子各二两

上共为细末，炼蜜为丸，每晚服三五钱，白水送下。

【校注】

① 离普：光明而普遍。离，明也。普，广也，遍也。

第六十三问　目能近视而不能远视者何也

答曰　此真水完固，而心血亏损也。盖因谋虑不遂，以致真血耗散，心神大虚，故光不能过及也，故近视如故也。治宜补心安神而自愈矣。其有生成即近视者，又非药物所能及也。有宋某者问余曰：我少年近视者何也？余曰：盖因谋虑过耗心血，故不能远视也。其人大服曰：我昔年做生意，过耗心血，近来不做生意，今年七旬有馀矣，又似略能远视，盖因不用心血而然也。

◉**主方天王补心丹**

菊花　决明　木贼　苍术　蒺藜　元参　丹参　人参各五钱　茯苓一两　远志三钱，甘草水煮去皮　桔梗五钱　五味三钱　天冬　麦冬　归身各一两　柏子仁一两　枣仁　生地各一两

上共为细末，炼蜜为丸，每晚服三五钱，白水送下。

第六十四问　目中拳毛倒睫者何也

答曰　拳毛为血热肺热，倒睫为脾湿脾缓。拳毛者，为眼皮忽生一毛，尖卷向内，扫碍目珠，此生于肺热血热。盖肺主皮毛属金，血润肌肤，其色属火，血热则尅皮毛，故生毛尖卷矣。治宜捻[①]去卷毛，服清肺凉血之药而自愈矣。然倒睫者多卷毛，亦不少也。倒睫者为眼皮松缓，睫毛倒碍目珠，是脾之过湿也。盖脾主缓，患此症者，其脉多缓。肝主急，肝血虚，亦不敢自遂其急，而筋亦缓矣。筋缓则眼皮亦缓，而睫毛向内倒矣。治宜捻去倒毛，服补中益气汤，加三消、黄柏以去其湿，宜用木瓜、酸梅、白芍以救肝之缓，而自愈矣。古方用水[②]鳖去皮，捣烂绵裹，左目塞右鼻中，右目塞左鼻中，其毛遂手而起，恐未然也。上论本东垣，不可轻视。然亦有病目而倒睫者，

此乃性急之人，又当开郁疏肝，治目不可以盖补脾也。

◉**拳毛主方**

赤芍　地黄　天冬　麦冬各一钱　五灵　蒲黄生　柴胡　川芎　薄荷　青皮各五分　黄芩　桔梗　栀子　枳壳　陈皮各一钱　菊花　苍术　黄连各五分　甘草三分　大黄一分

白水煎服，歇三日一服，服至一月，再不生卷毛矣。

◉**倒睫补中汤**

黄芪　人参　甘草各五分　白术　当归　柴胡　升麻各三分　陈皮八分　神曲　麦芽　山楂各五分　缩砂五分　乌梅一个　宣木瓜五分　白芍五分　生姜一片　大枣一枚　水煎服

大兄[③]大金五[④]文荪先生令母舅[⑤]耿在东，滑台[⑥]耿都宪之长公[⑦]也，年六十馀，常患倒睫，每生则令人捻去，从未议治。一日向余诊脉，且索补助命门药。余诊其脉滑大而缓，余曰：诊脉法云，脉来甚缓，主肌肤麻木，搔之不觉。耿云：尚未至如此，但行动无精神，饮食不多，不大甘美耳。余以前补中汤，加南星、半夏各一钱奉之，且戒其不可妄用补药。后月馀见，云：子向我说肌肤麻木，彼时尚未觉，及至回家向睡卧[⑧]，果然皮肤大不和顺，搔之不觉，干燥异常。今已大愈，行步壮健，饮食甘美，皮肤湿润，与往日大不相同。更有可异者，余倒睫症，初未言及，今亦不复生矣。

◉**病目倒睫主方越曲菊花汤**

菊花　决明　蒺藜　苍术　半夏　茯苓　缩砂　香附　赤芍　生地　甘草　神曲　麦芽　山楂各五分　柴胡　薄荷　川芎　青皮各五分，左目重倍加　黄芩　栀子　桔梗　枳壳　陈皮各五分，右目重倍加

卖书姓李者，先经病目失明，已业卖卜矣，时犹求治于余。余

视其目，有一层白膜，薄如粉皮，加以泪眵[9]，且多倒睫。念彼是六郁不遂，且好动怒动气之人，每求诊视，即以前开郁之药奉之，不过三五日清楚，渠亦不能常服也。

【校注】

① 捻：同“捏”。下同。

② 水：据文义当作“木”。

③ 大兄：长兄也。

④ 五：据文义疑作“王”。

⑤ 母舅：母亲的弟兄，或称舅父。

⑥ 滑台：河南省滑县之老县城，古代称滑台城。

⑦ 长公：这里指“长兄”。古人常以“长公”为字，以示行次居长之意。

⑧ 向睡卧：临近躺下睡觉的时候。向，临近。

⑨ 眵（chī 痴）：眼的分泌物，色白或淡黄，糊状或凝结而硬，俗称“眼屎”或“眵目糊”。

第六十五问　目中漏睛浓出者何也

答曰　此房劳过度，以致泪出目痛，犹不知自慎，纵欲无度，故致漏睛浓出也。治[1]滋阴地黄丸，戒房事自愈，不戒则必坏矣。

◉主方滋阴地黄丸

熟地四两　生地二两　银花　枯草各一两　菊花三两　山药二两　茯苓二两　山萸二两　丹皮　薄荷　苦茗　天冬各三两　胆草　泽泻各五钱

共为细末，炼蜜为丸，每晚服三五钱，白水送下。

【校注】

① 治：据文义其下当有“宜”字。

第六十六问　目中数点赤者何也

答曰　此血分之热也。在白珠为心乘肺，在乌珠为心乘肝。治宜菊花汤加麦冬、黄连以泻心，黄芩、栀子以泻肺，自愈。

◉主方菊花汤

菊花　决明　蒺藜　黄连　麦冬　生地黄　赤芍　蒲黄生　灵脂各五分　柴胡　薄荷　川芎　青皮各五分，左目重者倍加黄芩　栀子　桔梗　枳壳　陈皮各五分，右目重倍加　大黄一分

第六十七问　两目非时肿赤[①]者何也

答曰　此暴发也。诊法云：暴病皆属火，怪症皆属痰。又诸湿肿满，皆属脾土。南方丙丁火，色赤属心。此盖脾土饮食积热为火，又为风寒所束，故致非时赤肿也。治宜菊花汤，加黄连、麦冬以清火，神曲、麦芽、山楂、缩砂以除湿，加防风、荆芥以祛风，而自愈矣。

◉主方菊花汤

菊花　决明　蒺藜　苍术　黄连　麦冬　神曲　麦芽

山楂　缩砂　元参　牛子　防风　荆芥各五分　柴胡　薄荷　川芎　青皮各五分，左目重倍加　黄芩　栀子　桔梗　枳壳　陈皮各五分，右目重倍加

【校注】

① 非时肿赤：不分节令、时间，突然肿赤。

第六十八问　目常见黑花[1]者何也

答曰　此肾水之虚，而目欲坏也。盖黑色属水，水虚故见黑花也，常见则黑之神[2]也。或目前常见黑云如雾，时薄时厚，则视不大清楚，厚则所视之物全不见矣。或目前一块黑物如碗如盘，或有如墨一線，自上縋[3]下，或如珠丝下縋，挥之无物，住手又见者，此皆肾水虚乏，不能滋养肝木而然也。治[4]滋阴地黄丸，加半夏、胆星，而自愈矣。

◉主方滋阴地黄丸

熟地四两　菊花三两　山药　茯苓　山萸各二两　丹皮两半，炒　泽泻五钱　黄柏　知母各一两　胆草　半夏　枸杞　楮实　菟丝子　蒺藜　青葙子各二两

上共为细末，炼蜜为丸，每晚服三五钱，白水送下。

【校注】

① 目常见黑花：本问描述之眼见黑花，类似于《证治准绳》《审视瑶函》描述的“云雾移睛症”。

② 神：据文义疑作“甚”。

③ 缒（zhuì 赘）：用绳拴住物体，从上往下放。

④ 治：据文义，其下当有“宜”字。

第六十九问　目中瘀肉，血潮于睛[①]者何也

答曰　此脾土恃其心火所生，来侮肝木也[②]。盖有形之物属坤土，属脾胃，脾主肌肉，故目中有形瘀肉，皆脾之湿也；红者属火属热，甚则如血也；乌睛属肝为血轮，《内经》曰肝藏血，故为血轮也[③]。此盖得过醉或过饱之后，脾胃已有有形实积，积火积湿，又好动怒动气，故热火与湿土皆并于乌珠也。治此者，宜问其大便湿否。如泻者，用黄连、连翘清火，神曲、麦芽、山楂、缩砂消积；如大便秘者，用黄连、麦冬清火，大黄消积，而自愈矣。

◉主方

菊花　决明　木贼　蒺藜　黄连　连翘　神曲　麦芽　山楂　缩砂　赤芍各五分　柴胡　薄荷　川芎　青皮各五分，左目重倍加　黄芩　栀子　桔梗　枳壳　陈皮各五分，右目重倍加

◉大便秘主方

菊花　决明　木贼　蒺藜　黄连　麦冬　大黄各五分　柴胡　薄荷　青皮各五分，左目重倍加　黄芩　栀子　桔梗　枳壳　陈皮各五分，右目重倍加

【校注】

① 目中瘀肉，血潮于睛：据本问描述，此症为目中之瘀肉布满血丝，而呈血红色。其病机当属心火沿血络克于脾土。如果此瘀肉侵及乌睛，也可视作心

火、热血攻于乌睛，故曰“血潮于睛”。

②“此脾土恃其心火所生”二句：心火能生脾土，脾土则受制于肝木。若心火过胜，则脾土恃其胜亦可生热，而反侮肝木。恃（shì 释），依赖，仗着。

③“乌睛属肝为血轮”三句：据传统的五轮之说，乌睛确属于肝，肝主风，故乌睛自古习称“风轮”。肝虽藏血，此前从未有称其为“血轮”者。此称“血轮”者，误。仅只说明攀侵到乌睛上的血红色瘀肉与血分相关，且不可据此句确认乌睛为血轮。

第七十问　目涩者何也

答曰　此肝之虚而肺之所乘也。盖诸涩枯渴，皆属肺金。《内经》曰肺主悲，悲哭太过，则金不能生水而涩枯矣。肝藏血，血有馀则目润而明，肝虚则血少而目涩矣。治宜补肝四物汤以益其血，天冬、麦冬、枳壳、桔梗以扶其肺，而自愈矣。

◉主方补肝四物汤

菊花　决明　木贼各五分　蒺藜五分　当归　川芎　白芍　熟地各一钱　黄柏　知母　柴胡　薄荷　青皮各五分　黄芩　栀子　桔梗　陈皮各五分

第七十一问　大病之后而目昏者何也

答曰　亦视其何病之后而治之也。

如大汗之后而目昏也，则当补其心血。盖肾主液，入心为汗，汗出多则心血损而目昏也。治宜补肝四物汤内加茯神、远志、菖蒲、枣仁、黄柏、知母而自愈矣。

如大下之后而目昏也，则当健脾。盖脾统血，大下则伤脾血而目昏矣。治宜于补肝四物内加白术、甘草而自愈矣。

如阳症未全愈而目昏者，是阳症之馀热也，治宜疎肝汤加石膏、葛根、羌活、防风、连翘、元参而自愈矣。

如阴症未全愈而目昏者，脉必沉迟，当用八味地黄丸而愈。甚则理中汤温其经，而自愈矣。

如阳明症目红而热者，当用葛根石膏汤。及用升麻汤过升胃中阳气，以致两目红肿涩痛，则当用菊花汤加石膏、葛根、元参、牛子、连翘之类，降其浮火而自愈矣。

◉汗后主方

菊花　决明　蒺藜　当归　白芍　生地　茯神　枣仁　黄柏　知母各五分　远志三分　菖蒲一分　柴胡　薄荷　川芎　青皮　黄芩　栀子　桔梗　枳壳　陈皮各五分

◉大下后主方

菊花　决明　蒺藜　当归　川芎　生白芍　生地　茯神　枣仁　苍术各五分　白术　甘草　柴胡　薄荷　青皮　黄芩　栀子　桔梗　枳壳　陈皮各五分

◉阳症未全愈主方

菊花　决明　蒺藜　羌活　防风　葛根　石膏　连翘　元参　柴胡　薄荷　川芎　青皮　黄芩　栀子　桔梗　枳壳　陈皮各五分

◉阴症未愈主方

菊花　决明　蒺藜　当归　川芎　白芍　熟地　茯神　枣仁　菖蒲各一钱　远志二分　干姜　茱萸各五分

◉**八味地黄丸**

熟地　山药　茯神　山萸各二两　丹皮两半　泽泻　肉桂各五分　附子二两　菊花　枸杞　楮实　菟丝子各二两

上共为细末，炼蜜为丸，每晚服三五钱，白水送下。

◉**理中汤**

菊花　决明　苍术　蒺藜　白术　人参　干姜　附子　甘草各一钱

◉**阳明反服升麻主方**

菊花　决明　蒺藜各五分　石膏　葛根　连翘　元参各一钱　牛子钱　柴胡　薄荷　川芎　黄芩　青皮各五分，左目重者倍加　栀子　桔梗　枳壳　陈皮各五分，右目重倍加　大黄一分

第七十二问　遇水目昏者何也

答曰　此胆肝两经血虚也。《内经》曰：肝者，将军之官，谋虑出焉。胆者，中正之官，果断[①]出焉。二脏血完足，故遇事敢为，无所恐惧。惟真血不足，则遇水而惧之。肾主水，肾主恐，恐则气下，气下则伤内之真水又遇外之水，则恐伤肾与胆而目昏矣。治宜补肝四物汤，入茯神、远志、蒸猪肝，服之自愈。

◉**主方猪肝散**

菊花　决明　蒺藜　谷精　苍术　石决明各一钱　当归　川芎　熟地　茯神　远志　薄荷　青皮　黄芩　桔梗　栀子　枳壳　陈皮各五分　朴硝五分

上共为细末，每药二钱五分，蒸猪肝一叶。用之立效。

【校注】

① 果断：《黄帝内经·素问》作“决断”。

第七十三问　孕妇目昏者何也

答曰　宜问其在几个月内，而治之可也。《人镜经》曰：凡养胎之月，按一月内足厥阴肝，二月内足少阳胆经，三月内手厥阴心胞络，四月内手少阳三焦，五月内足太阴脾，六月内足阳明胃，七月内手太阴肺，八月内手阳明大肠，九月内足少阴肾，十个月内足太阳膀胱。惟手少阴心、手太阳小肠二经不养胎，以其下为月水、上为乳汁也。故孕妇目昏者，当分其气血多少补泻之，仍加白术、黄芩而目自愈矣。白术补脾之不足，黄芩泻膀胱之有馀，此二味始终不可少。

◉养胎月分歌

一月肝兮二月胆，三月心胞四月三，五脾六胃七月肺，八肠九肾十膀胱。

◉血气多少歌

多血多气君须记，手经大肠足经胃。少血多气有六经[①]，三焦胆肾心脾肺。多血少气肝包络，小肠膀胱都无异。

◉芩术汤歌并解

归芎芍芩术，前苏阿续缩，丹杜艾莲引，取效似神扶。

当归补血，血虚面白者倍用之，佐川芎治孕妇头痛。

川芎补血清头，头痛或动怒、或胁痛不透、或浑身疼，当倍用之。或胎动不安，合当归二钱，服之即安。或胎孕二三个月之间不动，疑似之间，服此至三更即动，名验胎散，又名佛手散，言如佛祖用手揣摩一般。

白芍药，治腹疼要药，如胎疼倍用之，一服即安胎。孕妇身热、内热俱治。佐黄芩治胎孕泻痢，名黄芩芍药汤，腹疼用此得效。不知者[2]又入元胡索，反致重親[3]疼起，复用白芍三钱服之即安。此屡屡验过，宜令人共知。

黄芩，治孕妇小水不利倍用，一剂即愈。孕妇心热、身热俱倍之。不知者乃入炒栀子钱半，反致心中一块顽冷，令服炉艾[4]始安。

白术消痰壅，温胃兼止吐泻。孕妇心中实满，单服炒白术二钱，即时腹中响且有声，即时通快能食。孕妇呕吐泻痢，当倍用之。表弟崔琬璩令儿妇，襟兄宋西馆令爱也，有妊娠数月，患腹疼，易数名医，皆不能愈，脈[5]满愈甚。问余一方，余用芩术汤倍白术奉之。表弟因外祖少保公好医，亦素知药性，乃愕然惊讶，云：用某某消导顺气药尚不能愈，乃用如许白术，不重益其胀满乎？余云：妊娠不能运化，乃脾土之虚也，白术为安胎对症之剂。遂依方一剂而安，两三剂而全愈。又同道社兄常继泉，吾垣[6]幼科名医也，家有两妊娠，一为令儿妇，一为令姪妇，一时患腹胀。余以前白术汤奉之，常疑其白术太多，予劝之云：白术安胎本良药，非毒药也，何不一试之。常遂剉一剂，且令一人试之，得效。两人一夜数次煎渣服之，遂得大愈。次日常又剉方服之。见其方实，贴药厨上，与此分量丝毫无异。乃余数年前会饮于常府，因见此方之效，而传此方与常焉。

前胡，治火痰要药。孕妇痰多，或嗽，或身热，当倍用之。

苏梗能顺气，《药性解》云能安胎。苏梗治周身不和或疼痛，或虚怯人不敢发汗，一服即愈。孕妇气不顺，当倍用之。

阿胶治虚怯人咳唾脓血，及虚怯人下痢腹疼。孕妇嗽或下痢，当倍用之。

鹿胶一名白胶，能治血崩腰疼，人罕用之。

续断治崩漏益筋强脚。孕妇见红或腰腿疼，倍用之。

缩砂仁止吐泻安胎，化酒食之剂。孕妇呕吐恶心，先嗅后服。或泻痢，当倍用之。凡用安胎药者，先炒后碾细，用之方得全效。戴人张子和医案云：一孕妇正磨碾时，为头畜[7]触动其胎，鼻口出血，气已绝矣。戴人用缩砂五钱炒黄色，碾细，黄酒煎，令人闻之，即时得甦。服下，其胎竟无恙。吾垣服药有一极大通患，不可不知：一遇愚人有病，率好张某立方，取李某之药，李某立方，又取张某之药。余从侄太学家有娠，患三更呕吐，屡次立方全无一应，乃索其药视之，并无砂仁。后与同社浙人部有聚处缩砂入方内方止。呜呼！人命至重，岂可等之儿戏乎。

杜仲白水炒断丝，益肾而添精，去腰膝肿[8]，孕妇腰疼腿酸用之。

丹参俗名奔马草，谓力能健步，可行逐奔马也。天王补心丹用之，谓色赤如火，入心能安神也。孕妇腿疼或怔忡，当倍用之。

猪苓，《本草图经》云亦入安胎条内。妊娠服药宜平和，大忌利水顺气及大热大寒之药。孕妇泻痢当少用之，否则不可用也。

莲叶、莲蒂最能安胎，孕妇口渴心热，当倍用之。余从侄太学生给休家有娠妇，因看守小儿痘症，惊恐成呕吐，至不知人。家有余苓术汤，用之不效，夜三更延余诊之。余叫服莲叶茶，渠[⑨]云：家素有莲叶茶。服别茶即吐，服此不吐，乃知莲叶亦能止妊娠呕吐也。

艾叶治崩漏安胎，而医痢红。艾叶味辛，大燥热，入小腹能暖丹田，能治膀胱冷气。胎寒者宜微炒用，孕妇见红及血痢宜炒黑用，白痢微炒可也。

上安胎芩术汤，百试百效，万举万当，真仙方也。若眼科目疼、目红、目肿，并宜去当归易生地，去白术易苍术，以眼科不可用补剂也。孕妇目昏，于芩术汤内加菊花、决明、白蒺藜、苍术、木贼可也。

◉孕妇病目主方

菊花　决明　蒺藜　苍术各三分　川芎　生地　木贼　白芍　黄芩　前胡　苏梗　阿胶　续断　缩砂　杜仲　丹参各五分

上用莲叶、莲蒂一块，白水一碗半，煎至一碗，晚服。

【校注】

① 六经：指下句“三焦、胆、肾、心、脾、肺”等六个脏腑。

② 不知者：不知道上述用药奥妙的医者。下同。

③ 親：据文义当作“新”。

④ 炉艾：疑为艾叶。下同。

⑤ 脈（脉）：锦章书局本作“脹（胀）”，义长可从。

⑥ 吾垣：我们长垣县。

⑦ 头畜：据文义此二字疑倒。

⑧ 益肾而添精，去腰膝肿：语出《药性赋》。“肿”，《药性赋》作“重”，义胜。

⑨ 渠：他。

第七十四问　妇人产后目睛昏者何也

答曰　此血之虚也。盖肝得血而能视，故知为血之虚也。治宜补肝四物汤内加益母而自愈矣。而亦有血实者，当两目红热肿疼而昏，治宜泻肝汤内加益母、琥珀、山楂而愈矣。妇人别样眼症，与前治法同。

◉主方补肝四物汤

菊花　决明　蒺藜各五分　当归　川芎　白芍　熟地各一钱　柴胡　薄荷　青皮　黄芩　栀子　枳壳　陈皮各五分

上用益母草一大撮，水一碗半，煎一碗，晚服。

◉血实主方泻肝汤

菊花　决明　木贼　蒺藜各五分　延索研　琥珀各五分，研　灵脂生　生蒲黄各五分　桃仁二分　红花二分　木通五分　山楂一钱　柴胡　川芎　薄荷　青皮各五分，左目重倍加　黄芩　栀子　桔梗　枳壳　陈皮各五分，右目重倍加　大黄一分

第七十五问　论小儿目烂

◉洗烂眼主方

菊花　蒺藜　苦参　防风　荆芥　白芷　夏枯草　香附　甘草各等分

上用铜绿钱一文，煎水，晚上洗之。

癸丑[①]秋，抄[②]余主[③]天雄张起麓年兄令叔张嶰谷家。嶰谷公子二三岁，方在襁褓中，两目红烂，因议治于余。余以前汤洗剂奉之，屡改不效。嶰谷云：我闻年翁医理精深，名人之叹服，乃不能医好小儿烂眼也。余欲再奉汤散或饮食等物，但彼云：我不愿服药方，不愿入饮食等物，但服眼好则已[④]。余因思《药性赋》云乳汁有点眼之效，公郎[⑤]尚从母乳，但令乳母于睡卧中用乳母[⑥]就眼目渍之。数日未出，两目干净，自无恙矣。

【校注】

① 癸丑：即康熙十二年（1673年）。

② 抄：走简捷之路。

③ 主：医者至病人家，病人家则为主家。

④ “我不愿服药方”三句：我不愿服用药方治病，也不愿用进食等食疗之法，只佩服眼病痊愈的事实。此为玩笑语。

⑤ 公郎：犹言“令郎”，尊称对方的儿子。公，敬辞，对男子的尊称。郎，对他人儿子的爱称。

⑥ 乳母：据文义当作“母乳”。

第七十六问　小儿初出疮[①]疹，初发于目者何也

答曰　此阳明热盛也。盖诸痛痒疮疡，皆属心火，惟小儿痘疮则在脾胃，属肌肉。脾胃热盛，故致痘及于目也。治宜葛根连翘汤，加谷精、密蒙而自愈矣。疹出于肺经，肺主皮毛，其毒多浅，故不能及于目[②]也。治疹但从清肺而愈矣。

◉主方葛根连翘汤

葛根　连翘　元参　桔梗　赤芍　牛子　甘草各五分　赤

小豆一撮　水煎服

【校注】

① 疮：指痘疮，即天花。

② “疹出于肺经”四句：疹指麻疹。麻疹较痘疮表浅，故谓疹出于皮毛。因肺主皮毛，故谓疹出于肺。但疹毒并非不及于目，只是较痘毒及目稍为轻浅而已。

第七十七问　眼中生白[1]者何也

答曰　此肺乘肝也。盖肺属金色白，乌珠属肝，此因小儿诸欲不遂，多怒多悲，因而伤肺而且伤肝，故令白点生于乌珠也。但小儿药内，当入青黛、胡连以清肝，密蒙、谷精以明目，而目无不愈矣。

◉主方

菊花　木贼　槟榔　蒙花　谷精　胡连各五分　柴胡　薄荷　川芎　青皮各五分，左目重倍加　黄芩　栀子　桔梗　枳壳　陈皮各五分，右目重倍加

【校注】

① 眼中生白：据文义四字前当有“小儿”二字。眼中生白，指乌珠上生白点。

第七十八问　小儿睛生翳障者何也

答曰　小儿者，少阳相火之所致也，属热者多。所以富厚

之家生子多难成，贫寒之家生子多易成，盖因饱煖爱护太过，反易动火也。故小儿病目，多因温煖太过，以致相火太胜，目红害眼者有之，生翳障者有之。治宜青黛、胡连治其少阳相火，用青葙、菊花、决明、木贼、蒙花、谷精去翳之类自愈。其有泻火生疳之翳[1]，必羊肝散治其肝而自愈矣。

◉主方

菊花　决明　青葙　蒙花　谷精草　胡连各五分　柴胡　薄荷　川芎　青皮各五分，左目重倍加　黄芩　栀子　桔梗　枳壳　陈皮各五分，右目重倍加

◉疳泻生翳障[2]主方羊肝散

苍术　白术　三棱　莪术　使君子　莲须　甘草　葵子即是红望日葵子　人参各一两　胡连　芦荟　天竺黄　阿魏有积块[3]加入，各三分

上共为细末，每羊肝一具，用药面三钱，蒸熟任用。

余常[4]为社友常近泉治一至亲小儿，患疳眼，病家只信任眼科治之，先不过病目疼，治之月馀，渐至羞明不开，又二十馀日，渐至红烂，满脸热泪，病家益敬服眼科，因而求治。余虽与常日在侧，不过唯唯听命而已。忽一日，余与常议云：子，幼科也。余，至亲也。此儿之患非病眼也，病疳也。子以为何如？常云：令亲既以彼信任，我敢何言。余云：子见得定时，余愿荐兄，专主兄治，省得误事，庶免日后人以我两人为笑柄也。次日荐常治之，常用猪肝散，遂一夕而大痊。

◉常近泉猪肝散

苍术　人参　槟榔　谷精　远志　朴硝各一钱

上共为细末，每猪肝一叶，用药面三钱。用竹刀挑去筋，不见铁器，将药面拌上，内用荷叶、外用曝青布包畚[5]，蒸一

柱香时[6]，待熟与小儿食之，立愈。

又仆人史夏之女，六七岁，来问患疳眼，眼珠黑白不分，稀软如黄涕，一无所见，行步须人。余用常方蒸猪肝与服之，止服核桃大一块，遂能视能行。余年前将二十岁，不曾经目病者也。

【校注】

① 泻火生疳之翳：囿于目病多火之说，动辄使用泻火（包括清热和攻下）之法治疗眼病，若用之过度，则可损伤脾胃运化功能而成疳证。疳证既成，可因气血生化不足，肝失濡养。肝血不足则黑睛失养而生翳障。

② 疳泻生翳障：此条与注①所谓“泻火生疳之翳”的形成机理相仿，或可包括“泻火生疳之翳”。“泻火生疳之翳”专指误治所成者，此条还包括饥饱失宜、喂养失当而损伤脾胃，脾胃运化失职，而成疳证，且致久泻。故而清阳不升，精微不能上荣于目，黑睛失养而生翳障。

③ 积块：疳积重证患儿，腹中或可触及包块。

④ 常：据文义疑作“尝”。

⑤ 喦：据文义疑作“严”。下同。

⑥ 一柱香时：燃完一柱香的时间。柱，量词。

第七十九问　小儿雀目者何也

答曰　此肝之虚也。盖肝得血而能视，肝血虚，至酉时瓦雀[1]宿巢，而目即不见也，酉金[2]能克肝木也。治宜谷精、密蒙、石决明、草决明、千里光、青黛、胡连，蒸猪肝食之自愈矣。

◉主方猪肝散

密蒙花　谷精草　石决明火煅，水飞[3]　草决明　千里光即

夜明砂　上青黛　胡连各等分

上共为细末，每猪肝一叶，用药面三钱，用竹刀去筋，不见铁器，先用皮硝水洗净，将药面拌上，内用荷叶、外用曝青布包嵒，入砂锅内蒸一炷香时，待熟与儿食之。合上猪肝散，大人用之亦效。

【校注】

① 瓦雀：即麻雀。人们常将生活在农家茅屋瓦舍中的家雀称作“瓦雀”。

② 酉金：酉指下午5~7点，此时在五行属金，故曰“酉金”。

③ 水飞：中药炮制法。将按规定处理后的药材，加适量水共研细，再加多量水，搅拌后倾出混悬液。下沉部分再按前法反复操作数次，最后将不能混悬的杂质弃去。将前后倾出的混悬液合并静置，待沉淀后，倾去上面的清水，将沉淀物干燥，即成极细粉末。适用于不溶于水的矿物药，如朱砂、雄黄、炉甘石、珍珠及贝壳类药物。

第八十问　小儿目中全无翳障，白昼青盲者何也

答曰　此气血俱虚也。盖白昼为阳属气，黑夜为阴属血。又无形属气，为天，为乾金，故全无翳障而不见。如天本清明，无云无雾，至夜而昏，乃天气之不足也。宜补中汤加菊花、决明、蒺藜、密蒙、谷精自愈。

◉**主方补中汤**

黄芩　沙参　甘草　白术各五分　当归　柴胡　升麻各三分　陈皮八分　菊花　决明　蒺藜　蒙花　谷精各五分　大枣一枚

第八十一问　目中生疮[①]者何也

答曰　此心火甚盛也。诸痛痒疮疡，皆属心火。火乘肝而甚，故令目中生疮也。治宜黄连解毒汤，加金银花、皂刺、连翘、薄荷、菊花、防风、羌活，仍看在何部分，加五轮引药而愈。有因误服克伐之药，或误点失制之药，治宜先服甘草二两以去药毒，而自愈矣。

◉主方解毒汤

菊花　决明　防风　羌活　茯神　枣仁　黄连　黄柏　知母　银花各五分　皂刺三分　连翘五分　柴胡　川芎　青皮　薄荷各五分，左目重倍加　黄芩　栀子　桔梗　枳壳各五分，右目重倍加　大黄一分

【校注】

① 目中生疮：泛指眼中（不拘何轮）所生糜烂溃陷或兼脓液的一类疾病。

第八十二问　目患睑上生风粟[①]者何也

答曰　此阳明经热，外感风邪也。盖手足阳明皆络于面，胃与大肠中有火，经络已热矣，又感风寒，邪火不得舒散，又兼病目热泪所染，故外益加其寒，内加其热，而生其瘾疹[②]如黍如粟[③]也。红热瘾疹，治宜葛根、连翘以去经之热，夏枯草、

薄荷以去风邪，外用洗药加苦参，入酒荡洗而自愈。

◉**主方**

菊花　决明　蒺藜　银花各五分　皂刺三分　防风　荆芥　葛根　石膏　连翘　秦艽　柴胡　薄荷　夏枯草　川芎　青皮各五分，左目重倍加　黄芩　栀子　桔梗　枳壳　陈皮各五分，右目重倍加

◉**洗药主方**

银花　苦参　荆芥　防风　香附　甘草　白芷　黄柏　连翘　赤芍各一钱　铜绿钱一个　花椒一撮

上用白水煮，旧布块荡洗，一晚即干而愈。

【校注】

① 睑上生风粟：实为睑内（眼睑的内面）生风粟，其证在《秘传眼科龙木论》中称“睑生风粟”。风粟的形状如校注②所述。

② 瘾疹：此指眼睑内面所生小颗，大如小米，颜色或赤或黄或白，甚者可有隐涩痒痛；其与《素问·四时刺逆从论》所谓“瘾疹”完全不同，彼则发于皮腠，小如麻粒，大如豆瓣，甚则成块成片，时隐时现而剧痒，类似西医学所谓“荨麻疹”。

③ 如黍（shǔ 蜀）如粟：睑生风粟之大小，大者如黍粒，小者如粟粒。黍，黍子也，去皮后称“黄米”，比小米略大且较黏；粟，谷子也，去皮后称“小米”。

第八十三问　患瞑目[①]之疾者何也

答曰　此三阴之症也。盖三阴之厥逆，诸阳既绝，卧则向

内，手足挛踡，阴囊缩急，好静养，不欲闻人语，而目常瞑，此为阳绝。诊其脉沉细而迟，当用四逆汤回其阳而自愈。又有饮食过饱，脾困思睡，目不能开，即开亦复合，此食积挟痰也，治宜清食化痰自愈。

◉附子理中汤

甘草钱　干姜三钱　人参　白术　附子各钱　炉艾一撮为引

◉四逆汤

干姜二两　附子两　甘草两　炉艾一撮为引

◉食积二陈汤

南星　半夏各五分　茯神钱　远志三分　菖蒲分　黄柏　知母　神曲　麦芽　山楂　缩砂　苍术　柴胡　薄荷　川芎　青皮　黄芩　栀子　桔梗　枳壳　陈皮　大黄各五分　生姜为引

【校注】

① 瞑目：眼目垂闭难睁或不欲睁。

第八十四问　妇人目或一二日偏视者何也

答曰　是女人经脉不调，厥阴已病矣，而又动气恼则伤肺，怒则伤肝，故致目斜视而不能正。一二日而愈者，仍未愈也。治宜生四物[①]加青皮、柴胡调经顺气而愈，或用济阴丸亦妙。

◉主方四物调经汤

菊花　决明　蒺藜　茯神　枣仁　知母　黄芩[②]各五分　当归　川芎　白芍　熟地各一钱　柴胡　薄荷　青皮　黄芩

栀子　桔梗　枳壳　陈皮各五分　大黄一分　生姜三片

◉济阴丸主方

全归二两　抚芎[3]　白芍　生地　熟地　茯神　枣仁　黄柏　知母　白术　赤芍　柴胡　茯苓各一两　甘草　薄荷　骨皮各两　半夏　苍术　砂仁各五钱　香附一两　黄芩　黄芪　青皮　桔梗　枳壳　陈皮各一两　杏仁　麻黄各五钱　神曲两　桃仁　红花各五钱　玄胡　寄奴　牛膝各一两　益母膏[4]六两　大黄三两，用黄酒二斤煮干

上共为细末，炼蜜为丸，风干，每丸重一两七钱。每用一丸，水半碗，黄酒一茶钟，童便一酒钟，共入碗内，尿胞[5]皮扎岳，水煮一炷香时，晚服。半月服一丸，连服二丸，歇一月再服。凡妇女诸病皆能治好，神效。

【校注】

① 生四物：四物汤可分生熟，由当归、川芎、熟地、白芍药组成者称熟四物汤，又称熟料四物（见下“第八十六问”）；若将熟地易生地，或一并将白芍药易为赤芍药者，称生四物汤。

② 黄芩：与本方下文相重，当删。

③ 抚芎：即川芎。

④ 益母膏：预先熬制的药膏。处方源于《古今医统》卷八十五。方用端午日或小暑日采收的益母草，用量不限多少，连根、茎、叶洗净，用大石臼及石杵捣烂，以布滤取浓汁，入砂锅内，文武火熬成膏，如黑砂糖色为度，入瓷罐收贮。每服 15 ~25 毫升，酒与童便调下。功能活血调经，主治妇女月经不调，产后血瘀腹痛；亦治跌打损伤，瘀血积滞，天阴作痛者。

⑤ 尿胞（suīpao 虽抛）：胞又作“脬（pao 抛）”，膀胱也。如猪尿脬。

第八十五问　目生得大小不均者何也

答曰　左眼小者，长男也。希夷先生曰：看君左眼虽然小，我定知君是长男。左小夫怕妇，阳不能制阴也；右小妇畏夫，阴不能制阳也。《龙木》所论，是病目而忽然小也。余同学社兄郭，与天雄应岁试，忽问余曰：子于天地之事，无所不知，余左目小，子能言其所以然乎？余为念相书云：看君左眼虽然小，我定知君是长男。因言惧内之说。郭云：信然。我当三十岁以前，未经目病，左目大于右，自主家政，家中凡事皆禀命于我，故内人怕我。后病目三年，内人代主家政，凡事禀命内人，故我怕内人。今我自目病既愈之后，我目渐小，亦不能自理家政，所以不能不怕也。

第八十六问　目忽然小者何也

答曰　此肾之虚，而肝之实也。此多得病目之后，多服凉寒之剂，而无滋养肾水之药。诸寒收引，皆属肾水。肾之真阴虚乏，而见其症也。多服酸寒以制其肝，而不知芍药酸寒，本以制肝而反助肝使实也。肝实苦急而瘈疭之病生矣。治宜先服甘草一两以缓其急，后服熱[①]料四物，加甘草以缓其急，防风、羌活以散其收，少加知母、黄柏以滋其阴，柴胡、青皮以疏其肝，菊花、决明以明其目，而愈矣。愈后当以十全大补汤多加甘草调理，而两目自相同矣，否则还矣。

◉主方

菊花　决明　蒺藜各五分　当归　川芎　白芍　熟地　甘草各钱　防风　羌活　知母　黄柏　柴胡　薄荷　青皮　黄芩　栀子　桔梗　枳壳　陈皮各五分

◉十全大补汤

人参　茯苓　白术　甘草　当归　白芍　川芎　熟地各二钱　肉桂　黄芪各钱

诗曰：十全大补汤何如？四物更加四君子，肉桂血分黄芪气，百般虚损见功奇。

【校注】

① 熱：据文义当作“熟”。

第八十七问　目患或青或赤者何也

答曰　此先见之兆也。盖肝藏魂，而人之神在目，凡有吉凶当先见之。肝主色，心色赤，凡目赤者，心火之乘肝也。肺色白，脾色黄，肝色青，肾色黑，各有其色乘之也。虽治其病，犹当谨其趋避。凡目下见赤色者，是讼欲起[1]也，当戒其争端；目下色白者，是死丧之将临也，当恐惧修省，作善以回之；目下色黄而润者，福与喜之将至也，当积善以待之，否则去矣；目下色青者，大病将出也，当保养谨慎，使元气充足而胜之；目下色黑者，是不大遂而重忧也，当旁人劝解之可也。《太上感应篇图记》云：真州一巨商，贩米至杭。有卜者，善姑布子之术[2]名鬼眼者，忽相富商云：公大富人，惜中秋三日前后数[3]不可逃。商惧归舟，次夜见一妇人大哭，欲投江自尽，商就问焉，妇曰：妾夫资本五十绵，妾为失去，恐夫见责，故来赴江。商怜之，赠五十绵，得生。后商至杭，遇前妇谢曰：蒙君救后，生一子。商又之杭，见卜者，卜者惊讶曰：子尚在耶？复为商卜之，得坤之谦[4]。卜者云：子必救一老阴少阳之命矣。商奇其术，谢之而去。乃知转移时运之数[5]，必在力行善事，气色安可拘哉！

【校注】

① 讼欲起：将要遭遇官司。此为迷信之说。

② 姑布子之术：指相人之术。春秋时期的古郑国（今陕西省华县一带）有著名相士名“姑布子卿”者，其相人之术高超，且对“扁鹊之术”有相当的领悟，故而相术精明，声名远扬，当时与孔子齐名。后世相士把他奉为相人术的开山鼻祖，相人术也被后人称为“姑布子卿术”。

③ 数：此指命运、天命。

④ 坤之谦：坤卦变为谦卦。按《周易》筮法，筮时所得之卦称为“本卦”，本卦中若有宜变之爻，变后之卦称为“之卦”。“坤之谦”即本卦为“䷁（坤）”，之卦为“䷎（谦）”。谦卦乃上坤（☷）下艮（☶），坤为老母，艮为少男，故下文云“子必救一老阴少阳之命矣”。

⑤数：此指技艺、技巧、方法。

第八十八问　目内外障者何也

答曰　此虚实之分也。内障者，无形之类也，皆属虚，故难治。当用大剂，察其气血久暂而治之，亦可获愈；外障者，有形之类也，皆属实，故治之多易。当用泻剂，察其五脏所属而治之，自无不愈矣。丙辰记[①]内障人多不知，正云青盲而已，亦无人敢治，亦未能治愈者。今人止知遵《证治准绳》内紫珠丸等药，人多信服，亦未见能愈者。夫治之不愈者，以无明目之药在内也。菊花能清头明目，决明使目决然而明，蒺藜治眼目远久失明，药内俱无，何以能治眼！今余制一方，令血虚用四物，气虚用四君子或补中，气血俱虚用十全大补，多郁开郁，火多降火，痰多豁痰，必无不愈者。今人屡易庸医而委之于不治，委之命运，不亦大屈此目耶。今斟酌立一明目之方，久服或亦可以获[②]，惜乎人不肯用也。

◉内障主方

菊花　决明　蒺藜　茯神　枣仁　熟地　知母　柴胡　薄荷　川芎　青皮　黄芩　栀子　桔梗　枳壳　陈皮各五分

◉四物汤

当归　川芎　白芍　熟地各钱

将此入前内障主方内服。

◉四君子汤

人参　茯苓　白术　甘草各一钱

将此入前内障主方内服。

◉十全大补汤

与前四物、四君子汤内加黄芪二钱、肉桂一分，即是大补汤。

◉补中益气汤

人参　黄芪　甘草各五分　白术　归身　柴胡　升麻各三分　陈皮五分

将此入前内障主方内煎服。

◉六郁汤

陈皮　半夏　川芎　苍术　茯神　缩砂　栀子　香附　甘草各五分

将此入前内障主方内煎服。

◉黄连解毒汤

黄连　黄柏　黄芩　栀子各一钱

将此入前内障主方内煎服。

外障：百问内有形之物皆属外障。大约有形之物，大小、轻重、云翳不同耳。

【校注】

① 丙辰记：据文义，三字当为衍文。

② 获：据文义其后当有“愈”字。

第八十九问　目患或针、或割、或取云翳障，全痛不止者何也

答曰　此外因也。当用洗药内加乳香、没药洗之，洗后以净蕤仁入珍珠、珊瑚、象牙末，乳汁和，点之。内服疎肝汤加银花、夏枯草，以去疮痛[1]而自愈。其有红赤而痛者，加解毒汤而自愈矣。

◉洗药主方

菊花　银花　枯草　防风　荆芥　香附　黄连　赤芍　甘草　乳香去油　没药去油，各一钱　硼砂五分　水煎熏洗。

◉**点眼方珍珠膏**

蕤仁霜一钱，去油　珍珠三分　珊瑚三分，研，水飞　象牙　硼砂各五分　冰片分

上用蜜和膏，乳汁化开点之，每日早、晚点三次。

◉**内服主方疏肝汤**

菊花　决明　蒺藜　银花　枯草　连翘各五分　柴胡　薄荷　川芎　青皮各五分，伤左倍之　黄芩　栀子　桔梗　枳壳　陈皮各五分，伤右倍之　大黄一分

◉**解毒汤**

即疏肝汤加黄柏、黄连各五分，就是解毒汤。

【校注】

① 疮痛：此指创伤之痛。

第九十问　目多眵泪者何也

答曰　此肾水之虚而脾土之实也。盖脾土有食积，积则热气上烁于肺，故令白汁有形之物多则为眵也。治宜神曲、麦芽、山楂、连翘去胃中实积之热，以黄芩、栀子、桔梗、枳壳以清肺中之火，眵泪自少。后用补肾地黄丸、除眵保和丸，食后服之，自获全愈矣。

◉**主方**

菊花　决明　苍术各五分　胆草钱　连翘　赤芍　神曲　麦芽　山楂　缩砂　豆蔻　柴胡　薄荷　川芎　青皮　黄芩　栀子　桔梗　枳壳　陈皮各五分　大黄一分

◉**滋阴地黄丸**

熟地四两　菊花三两　蒺藜三两　山药　茯苓　山萸　缩砂各二两　丹皮两半，炒　泽泻五钱　黄柏　知母各一两　胆草三钱

上共为细末，炼蜜为丸，每晚服三五钱，白水送下。

◉**除眵保和丸**

菊花　决明　木贼各五分　蒺藜二两　苍术　陈皮　厚朴各一两　神曲　麦芽　山楂各两半　缩砂　白蔻　柴胡　川芎各五钱　薄荷　黄柏　知母　甘草各五钱

上共为细末，荷叶煮水为丸，每晚服三钱，白水送下。

第九十一问　老人目昏者何也

答曰　此亦肾水之虚也。肾水虚则瞳人昏，昏则不能视矣。《内经》曰八八而天癸竭。肾，真水也。治宜六味地黄丸，与补中益气汤相间服之，以补三焦既衰之气，入明目药自愈。

◉**主方地黄丸**

熟地四两　菊花　山药　茯苓各三两　丹皮两半，炒　泽泻五钱　黄柏　知母各一钱　楮实　枸杞　决明　蒺藜　菟丝子各二两

上共为细末，炼蜜为丸，每晚服三五钱，白水送下。

◉**明目益气汤**

黄芪钱　人参八分　甘草五分　当归　柴胡　升麻各三分　陈皮八分　菊花　蒺藜　决明　木贼各五分　黄柏钱　大枣一枚为引

第九十二问　目如打损破、物伤者何也

答曰　此外因。宜用疎肝散使怒少平，然后治之。方同八十九问。

◉平怒疎肝散

菊花　决明　木贼　金花[①]　乳香　没药各五分　柴胡　薄荷　川芎　青皮各一钱　黄芩　栀子　桔梗　枳壳　陈皮　大黄各五分　黄酒少许为引

◉洗药方

菊花　银花　苦参　防风　荆芥　香附　黄连　赤芍　白芷　甘草　乳香　没药各一钱　硼砂五分，先熏后洗

◉点眼珍珠膏

蕤仁霜钱　珍珠　珊瑚各三分　象牙五分　冰片分　硼砂五分　乳香　没药各五分

上共为极细末，蜂蜜和为膏，乳汁化开点之，每日三次，一日即好。

【校注】

① 金花：与下文中的银花，合称金银花，又名二花、双花等。金银花未开放之花蕾色白，称银花；花蕾开放后变为金黄色，称为金花。银花质优。

第九十三问　目翳往来不定者何也

答曰　此气分之热也。盖气为阳，血为阴，阳主动，阴主静，故今[①]往来不定也。治宜气味轻薄之药，清阳分之气。如防风、羌活气之薄者，黄芩、栀子味之薄者，枳壳、香附泻气分之有馀，黄芪、甘草益气分之不足，入木贼、青葙而自愈矣。

◉**主方**

菊花　决明　木贼　槟榔　蝉退　蒙花　葙子　防风　羌活各五分　柴胡　薄荷　川芎　青皮各五分，左目重者倍用之　黄芩　栀子　枳壳　陈皮　桔梗各五分，右目重倍加　大黄一分

【校注】

① 今：锦章书局本作“令”。

第九十四问　目忽不分乌珠、白睛如血紫，服泻心汤而不愈者何也

答曰　此为血结也。宜服桃仁承气汤泻出黑血而愈。盖心生血，肝藏血，脾统血。此因大怒伤肝，不能藏血。肝木能生心火，心火太盛则色紫。心火生脾土，脾热则不能统制一身之血，故流入于肺则白珠红，流入于肝则乌珠亦红，流入于肾则

瞳人亦红。热盛血结，则不分乌珠白睛而俱赤紫也。轻则服泻心汤加生蒲黄、五灵脂自愈，重加桃仁承气汤，更甚又当用涤荡汤内消息[1]治之可也。

◉主方泻心汤

菊花　决明　蒺藜　黄连　麦冬　赤芍　生地　丹皮　生蒲黄　生灵脂各五分　柴胡　薄荷　青皮　川芎各五分，左目重倍加　黄芩　栀子　桔梗　枳壳　陈皮各五分，右目重倍加　大黄一分

◉桃仁承气汤

菊花　决明　蒺藜　黄连　连翘　赤芍　丹皮　生蒲黄　生灵脂各五分　柴胡　薄荷　川芎　青皮各五分，左目重者倍加　黄芩　栀子　桔梗　陈皮　枳壳各五分，右目重倍加　桃仁三分　甘草　桂枝　大黄　朴硝各一钱

◉涤荡汤[2]

水蛭三条，水润，用石灰炒热　虻虫三个，炒　桃仁三分　大黄一分

白水煎，晚服，目或紫甚者入前方服。

【校注】

① 涤荡汤内消息：在涤荡汤的药物组成内进行加减。消，消减；息，增长。

② 涤荡汤：《伤寒论》同样药物组成之处方名曰“抵当汤”（但用量较重），功能攻逐蓄血，主治蓄血发狂，或善忘，少腹硬满，小便自利，大便易而色黑，脉沉结者。

第九十五问　人有病目服药不效，点药而愈者何也

答曰　此必无对症之药也，对症自无不效矣。有对症而不

应者，是内无邪也。宜用点药春雪膏。

◉主方春雪膏

蕤仁八分，去油　冰片二分　蜜霜[①]钱　珍珠　珊瑚各三分

共合一处，用小瓶收贮，任用。每点用清水和药，点入眼中，每日一二次即愈。有方用硃砂点者，恐水飞不细，能蚀眼珠作坑洼，戒之。

蕤仁起油法：往时人多轧杆，将蕤仁纸裹，用轧杆去油，轧成面灰，细看油终不尽。后用傅仁庵起油法，用石碾一个，着地平面，不用碾槽，但用平厚木板一块，蕤仁亦不用包，但铺台莲纸[②]数层，将药放于纸上，又用纸盖数层，用石碾碾十数遍，再换纸再碾，以无油为止，此起油法也。合药更有善法，傅仁庵不肯传人，至老亦被路上枣枝札[③]损双目，竟至失明。余庚戌[④]会试京都，一僧善音律，因谈音律，言及眼科春雪膏，合药有善法，人多不知，其师亦秘而不传人。此僧得之屡次责治[⑤]，痛楚之下，自己百方创造，方与师吻合。因言眼科制药之治，别种惟求至洁至细即属精善，蕤仁霜一种，霜成即刻合入别药，少迟又复生油，再碾不中矣。蕤仁合迟，入眼成膜、成块、成涩。若如法合之，入眼即成清水，至凉至光，止痛止紧，功效不可殚述[⑥]。打蕤仁法，不可着手，用铁捻[⑦]子捻住，用小铁锤打碎，用捻子拣去黄仁及内薄皮，亦不可着手也。

造蜜霜法：蜂蜜不拘多少，入净水少许，倾新砖上，用盆合住，放一夜，次日取开，有蜜处尽生白霜，用抿把[⑧]轻轻刮下听用，入眼光凉无比。蜜乃百花蕊酿成，真胜别药石。此方汴城白玉璞所传也，白在我垣行外科，前周王府仪宾也。春雪膏不取其洁白之名，可贵也。

【校注】

① 蜜霜：蜂蜜所制之霜。制法见下文“造蜜霜法”。

② 台莲纸：古纸的品种之一，韧性强，善吸水吸油。

③ 札：据文义当作“扎”。

④ 庚戌：指康熙九年（1670年）。

⑤ 责治：追究并惩处。责，责罚。治，惩处。

⑥ 不可殚（dān丹）述：不可尽述。殚，极尽也。

⑦ 捻：同“捏”。

⑧ 抿（mǐn敏）把：小刷子柄。抿，妇女梳头时抹油用的小刷子。把，柄。

第九十六问　有飞砂入眼珠上，拨之不去，能去之乎

答曰　此外因也。当吐津研新象牙、京墨[①]，抹入眼中，稍迟一时，用新羊毛笔蘸唾津，尽动拨出。从侄绍休，今为大学生，当幼年未成童时，遇黑风大作，飞砂入眼中，附黑睛上，流泪痛楚，越三日，遂成一大翳如黄豆许，砂裹入翳中，议治于余。余因思《药性赋》有云：“象牙能罨[②]肉刺。”取其脱[③]进之意也。又思《药性赋》有云：“乳汁有点眼之效。”因令伊以乳汁磨象牙点之，次日用笔挑出，即时不痛不泪，三日全愈，记之为飞砂入眼之案，亦可以为后人之法也。

【校注】

① 京墨：指松墨，即传统书写所用之墨，用松烟和入胶汁、香料而成，有

止血消肿的作用。

② 罨（yǎn 演）：覆盖，掩盖。此指涂抹。

③ 脱：据文义疑作“锐”。

第九十七问　人伤风出汗不已，目昏而疼，遇风而甚者何也？

答曰　此风伤劳而表不固也[①]。表不固，故遇风而甚也。当用桂枝汤或补中汤治其风而自愈也。

◉**主方桂枝汤**

菊花　决明　木贼　蒺藜　白芍各五分　桂枝分　甘草　骨皮各钱　柴胡　薄荷　川芎　青皮各五分，左目重倍加　黄芩　栀子　桔梗　枳壳　陈皮各五分，右目重倍加　木通五分　黄芪一钱，或入[②]　茯神五分　枣仁　熟地各钱　知母三分，滋阴

目痛加黄柏、知母各五分，去熟地，使阴阳交，汗出自愈矣。

【校注】

① 此风伤劳而表不固也：外被风邪侵袭，内因劳伤耗气而卫气不固，腠理不密。

② 或入：非必用之品，需要时加入。

第九十八问　人有目中见人头向下者何也

答曰　此阳症热极也。盖目为肾之真水，阳症消烁则真水

以热矣，故见人首皆向下也。艾缵文尝述其先人曾经此症，用凉药救其阳自愈。今斟酌其方，当用解毒汤，视其在表汗之而愈，在里下之而愈矣。

◉**主方**

菊花　决明　蒺藜　茯神　枣仁　黄连　黄柏　知母　羌活　防风　荆芥各五分　柴胡　薄荷　川芎　青皮各五分，左目重倍加　黄芩　栀子　桔梗　枳壳　陈皮各五分，右目重倍加　大黄一分

第九十九问　论鸡冠蚬肉[①]

◉**消蚬保和丸**

菊花两　决明　蒺藜　苍术　陈皮　厚朴　甘草各七分　神曲　麦芽　山楂各两半　砂仁　白蔻各七分

上共为细末，荷叶煮水为丸，每饭后及晚上各服一钱，白水送下。

【校注】

① 鸡冠蚬肉：生于睑眦之内，瘀肉高起，如鸡冠或似蚬肉，渐渐长大，甚至可掩及全目。

第一百问　眼科之药固多，而本草味数更多，子能言之乎？子能言其所自

始乎？子如能言，请言医学三皇、五经、四书者何也

答曰　其详非一方可尽，请言其略。伏羲画八卦，八卦相荡而为六十四卦[①]，即五运六气之所始也，是为《易经》，故《易经》为一经。神农尝百草，著《本经》三百六十五品，即今本草也，则《本经》为一经。皇帝[②]作素问《内经》，则《内经》为一经。皇甫士女[③]作针灸经穴，著为《甲乙经》，则《甲乙经》为一经。扁鹊抽《内经》八十一条作《难经》，则《难经》为一经。王叔和著《脉经》，则《脉经》为一经。此外虽有经之名，不可言经矣。张仲景伤寒，刘河间热病，李东垣脾胃，朱丹溪杂症，此医家之四书也。本草味数固多，而以伊尹汤液通之，则凡气皆阳也，气之厚者为阳中之阳也，气之薄者为阳中之阴也；凡味皆阴也，味之重者为阴中之阴，味之轻者为阴中之阳也。以天之春、夏、秋、冬，配五行金、木、水、火、土言之，一曰药之五气，温、热、平、凉、寒也；一曰五味，酸、苦、甘、辛、咸也；一曰五时之化，生、长、化、收、藏也；一曰天之五气，风、火、湿、燥、寒也；一曰药之五性，升、降、浮、沉、中也；一曰五体，虚、实、轻、重、中也；一曰五形，长、锐、厚、方、圆也。五行之类不一，人所共知，不必复赘。人所不知者，亦不尽书，始尽此数条论之：如木通条长，有肠之象，故入小肠而利水；通草体轻，故入肺而清金，肺最上轻浮者，故归上也。清肺而利者，金清而水自利也；人参色白，手太阴肺经本药也，味甘入脾胃，用根而下入，又寒故归肾。内有血色故入心而安神，亦能补血。性温属木，故又入肝；沙参无血色而虚空，故人参补五脏之阳，沙参补五脏之

阴也，性达下而属水，故养肝之功居多也。又能降三焦相火，故为手足厥阴药也。以此类推，不可枚举，姑以有切于目者陈之。盖目者，肝之外候，肝属木，木生风，故眼药多风药也。

◉药性赋

防风治目盲流泪；羌活治赤眼头风。荆芥治暴风之目眩；薄荷去头目之贼风。白芷入手太阴，目痒而泪出；苍术入足厥阴，耳聪而目明。天麻治头目昏眩；蔓子去翳膜睛疼。头旋目眩，须荆沥而可疗；目痛音症[4]，烧竹沥而能清。牛蒡子治两目之赤肿；白蒺藜治年久之失明。蝉退去头昏之膜翳；蛇退疗目翳与头风。白花蛇主口眼歪斜有效；大蚺蛇[5]治目疼齿肿有灵。家菊花主两目欲脱而泪出，去翳、养血、明目之要药也；密蒙花主眼风肤翳[6]而多泪，赤目、疳眼、青盲之妙芩[7]乎。青葙子益脑髓而去翳，热毒冲眼、青盲、赤障皆验；草决明益阴精而止泪，热毒冲眼、青盲、赤障翳疼。木贼去翳止泪；竹黄明目镇惊。白藓皮清头风痛目；杜仲明目止泪益精。曾青[8]、空青[9]收泪而目重开；析蓂[10]、鹿啣[11]止疼而恶物出。此风药之大概，以治眼而有灵。

栀子治目赤，丹参、前胡、桔梗亦清头之所须；黄连去目赤，羚角、茵陈、大黄亦治火之必用。胡黄连益肝明目；草龙胆去翳胀睛。车前子治目赤翳泪；地肤子洗雀盲涩痛。秦皮洗赤疼青盲膜泪；石决明治青盲目障翳疼。珍珠点翳膜，入枣肉烧用。人参明目；山药补精。青盐治瘀涩痛，清热之上剂，以明目而有功；苍术止泪出，青盲雀目，及内外之翳障。旋覆花治目中眵𥌊[12]头风；蒸楮实能明目，菴闾[13]目盲。琥珀主磨翳镇邪、明目安神；蓼实[14]治面目浮肿、明目温中。此温家之盛剂，治眼科而有灵。

生地、冬花洗肝而明目；菖蒲、远志明目而安神。川芎疏肝治眼；赤芍治肿目明。枸杞、楮实益阳而明目；槐花、芜蔚明目而益精。蕤仁点眼甚效；乳汁亦止目痛。乌头白蔻有大热之奇效；菟丝酒蒸其实以温补而收功。夜明砂明目；夏枯草目明。此数种之药，不过触类任举，细参之而可得矣。

【校注】

① 八卦相荡而为六十四卦：义出《易传·系辞》。指乾、坤、震、巽、坎、离、艮、兑等八卦，或谓其代表的天、地、雷、风、水、火、山、泽等八种自然物，相互作用，形成六十四卦，从而代表宇宙间的万事万物。八卦相荡，指八卦相互冲激，即天地万物之矛盾斗争。

② 皇帝：据文义当作“黄帝”。

③ 皇甫士女：《针灸甲乙经》作者皇甫谧，字士安，故“士女”当作“士安”。

④ 痖：“哑”的异体字。

⑤ 大蚺蛇：即大蟒蛇。

⑥ 眼风肤翳：眼部因风邪引起的肤翳。肤翳者，首见于隋·巢元方《诸病源候论·卷二十八》，指目睛上生障翳、薄如蝇翅的病证。

⑦ 苓：泛指药品。

⑧ 曾青：又名“层青”，矿物药，原矿物同第五十问校注④文中之“石青”（又名“扁青”），其矿石呈层状结构者称曾青。《神农本草经》载其“主目痛，止泪出，风痹”。

⑨ 空青：矿物药，原矿物同“曾青”，而呈球形或中空者。《神农本草经》载其“主青盲，耳聋，明目，利九窍，通血脉”。

⑩ 析蓂：指十字花科植物菥蓂的全草。《本草纲目》载其“甘平无毒，和中益气，利肝明目”。

⑪ 鹿啣：指鹿啣草，又名鹿蹄草。功能补肾强骨，祛风除湿，止咳，止血。

⑫ 眵䁾（chīmiè 吃灭）：眵多且目眦红赤。眵，即“眼屎”，俗称“眵目糊”；䁾，目眦红赤貌。

⑬ 菴闾（ānlǘ 安驴）：指十字花科植物菴闾的全草。功能散瘀血，止痛，通经，利尿，消肿。

⑭ 蓼实：即水蓼子。《神农本草经》载其“主明目，温中，耐风寒，下水气，面目浮肿，痈疡”。

补遗

垣邑王行冲文之氏编著

第一百零一问　眼中有蝇翅[①]者何也

答曰　此当得之大怒之后。盖怒则伤肝，肝气过胜，而见肺之色也。刘河间也[②]，物极则反似胜己之化也。白，金色也，胜乎肝者也，肝实而似金之色也。治宜疎肝散，或泻肝四物汤，多服而愈。

◉主方

菊花　决明　蒺藜　木贼　苍术　半夏　茯苓　砂仁　香附　甘草　神曲各五分　薄荷　川芎　青皮各五分，左目重倍加　黄芩　栀子　桔梗　枳壳　陈皮各五分，右目重倍加

上方老人血气衰弱加四物汤，少人[③]加大黄一分，煎服。

【校注】

① 蝇翅（xuè 雪去声）：眼前若有蝇子飞。翅，飞也。

② 也：据文义疑作"曰"。

③ 少人：年少之人。

第一百零二问　眼中有白物遮睛如凉粉皮者，何也

答曰　此为气郁。盖诸愤郁皆属肺金[①]，肺气不得舒散，故有白物在目如粉皮也。治宜开郁顺气而自愈矣。方用前眼中蝇翅主方，加减四物汤可也。

【校注】

① 诸愤郁皆属肺金：义出《素问·至真要大论》，原文为“诸气膹（fèn）郁，皆属于肺。”膹，喘急也；郁，痞闷也。

第一百零三问　眼中瞳人紧小者何也

答曰　此悲伤过度也，当得之大悲大哀，以致两目干涩而疼。盖肺主悲，悲过则伤肺而枯涩矣。此时宜大疎肺郁，使不枯涩，以补血四物补其真血真水，庶无此患。此时失治即至肺，枯其所胜之肝，肝苦急，又出肾中之水液过多[①]，故令瞳人紧小也。治宜先服甘草以缓其急，后看有红肿涩疼，止用清心疏肝汤治，红肿涩疼自愈。愈后仍紧小者，当用补肝四物汤加天冬、黄柏、知母以滋肾水，苍术、栀子、神曲、川芎、香附[②]开郁之药而愈矣。其有瞳人散大者，是肾水出液过多，不能收引也。治法大略同前，用大甘草一两，白水碗半煎，晚服。

◉清心疏肝汤

菊花　决明　蒺藜　黄连各五分　麦冬五分　神曲二钱　茯神　枣仁各五分　香附　川贝　黄柏　知母　柴胡　川芎　薄荷　青皮各二钱　黄芩　栀子　桔梗　枳壳　陈皮各五分　大黄二分

◉补肝四物汤

菊花　决明　蒺藜各五分　当归　川芎　白芍　熟地各一钱　黄柏　知母各五分　神曲　香附　贝母各五分　柴胡　薄荷　青皮　黄芩　栀子　桔梗　枳壳　陈皮各五分

上方治瞳人要药。其有紧小者，当先服甘草汤以缓其急，前方入苍术、防风、羌活各五分，荆子一钱。蔓荆一味，能治瞳仁紧小作疼，一服即安愈。

凡有瞳人散大者，不用服甘草汤，止用前方入五味子五个，乌梅一个，沙苑蒺藜一钱，青葙一钱，一服效，久服自愈。今人服紫珠丸、大补肝气汤，每见坏事，不可用也。后有散大条方。

【校注】

①“此时失治即至肺”四句：意为肺主悲，大悲大哀则致肺阴液耗伤；此若失治，则可致肺金乘肝木，使其所胜之肝阴血枯竭；因肝苦急，故肝经阴血枯竭又可子盗母气，使肾中之真精、真水因过生肝木而损耗过多。

②苍术、栀子、神曲、川芎、香附：此五味药即开郁之越鞠丸。

第一百零四问　服眼药宜于何时也

答曰　宜晚上人脚定时。盖服药之后，即当瞑目静养。人多躁而不静养者，或应酬劳形，任意开合，非得夜深，决不能静养也。初知医时，有人取药一剂，晚上服下，宜次晚服渣。彼早日云：昨晚服药大见功效，当急服之。遂清晨服渣，下咽之后，两目如刀剜鎚[①]刺。必后再求一剂，余不得已，为之加杏仁，令合目服之，方得无恙。

【校注】

①鎚：据文义当作“锥”。

第一百零五问　饮食当记[①]何物也

答曰　忌辛辣。盖辛辣属火属热，目病皆肝木心火相併，故令目病也。葱、蒜、胡椒、姜、芥固所当忌，即葡萄、石榴酸热之物，亦当严戒。乃有禁用生菜、黄瓜、鸡蛋者，是市井不识字之人，听信愚人之所忌也。因阅《本草纲目》生菜[②]、萵苣[③]及芸[④]、紫粉[⑤]、白松[⑥]，菜之可生用者，皆名生菜，味皆清凉，皆能明目，今令一切忌之，不知当用何物也。余见读书明道之人，皆如碌碌[⑦]，故敢谆谆[⑧]也。

【校注】

① 记：据本问下文，当作“忌”。

② 生菜：《本草纲目》又名“白苣”，乃萵苣的品种之一。《植物名实图考》云：“白苣与萵苣同而色白，剥其叶生食之，故俗呼生菜。”

③ 萵苣：即萵笋，宜生食。

④ 芸：据《本草纲目·菜部》，当作“芸薹”，此处脱文。芸薹即油菜。

⑤ 紫粉：据《本草纲目·菜部·菘》，当作“紫松”（《本草纲目》无“紫粉”）。紫松或作“紫菘”，即菘菜，俗谓小白菜。

⑥ 白松：据《本草纲目·菜部·菘》，当作“白菘”，即大白菜。

⑦ 碌碌：事情繁多，匆忙急迫不得闲（无暇关注上述问题）。

⑧ 谆谆：反复告诫，再三叮咛。

第一百零六问　起居宜何禁忌

答曰　忌房劳。有客病目未愈，乃曰：有病目犯房事，目反松快清明，何也？余曰：此决不可常试也。盖病目火在上焦头目，精气下洩[1]，则火亦从而下洩矣，非不暂时清爽。然真水既亏，火在炎时无水可救，损目必矣。客曰：余有舍亲某姓名者，曾以此论行之，竟损一目。

【校注】

① 洩：同泄。

第一百零七问　试药有何捷法

答曰　当用口尝之也。盖眼中皮肉嫩薄，不可用一物。惟于口中尝之，尝其味之苦者为黄连，味之凉者为冰片，味之光者为蜜与乳汁也。惟制药精善，方无别味。其馀或酸或辣或涩，皆火候未精，故能令目肿目疼，皆能损目，不可用。

第一百零八问　点药有何妙法

答曰　当择其药之精善者，多用乳汁和之，用茶匙倾入眼中，或吸入絮桶倾亦可。盖金、银、铜、象牙等簪，将眼皮翻向外，抹药到眼皮上，令其自合，恐眼中屈曲之处，有到有不到者。不如乳汁和药，入眼无一处不到也。更恐手力重浊之人，点之不妙，反能损目也。不如乳汁和药，倾入眼中，每日三次，任其红肿痛楚，一日全愈。

第一百零九问　制点药有何妙法

答曰　妙在蕤仁火候。凡制眼药，将别样眼药俱依法制造精工，方取蕤仁，用平面铁碾轮，在平面光厚木板上起油数十次，纸用篓纸、古连纸或川连纸[①]俱好，但不可用绵纸[②]，以绵纸有石灰，多致入眼涩疼，决不可用。起净油，即合一处。或不用蜜霜，用蜜亦可。盖用蜜可久贮不干，真胜乳汁多多矣。

【校注】

① 篓纸、古连纸或川连纸：古纸的诸品种，多用竹纤维制成，质柔韧。

② 绵纸：一种用楮树的韧皮纤维制成的纸。色白柔韧，纤维细长如绵。

第一百一十问　灵药点眼丹

◉**灵药方**

霜桑叶　天麻　荆芥　防风　木贼草　白蒺藜　薄荷　蒙花　蝉退　菊花　茶叶　谷精草　决明子　夏枯草各一钱

上药数味，共铺于木板上，用凉水喷匀，以不湿不干为度。再用洗冰片二钱为细末，搀于喷过之药内，共入新粗茶碗中，再用毛头纸[①]一层，将碗口封贮，如蒙小鼓然，再用一个新茶碗盖之，必求二碗大小相称乃佳，至于二碗一仰一盍[②]，必有小缝，足能泄气，用毛头纸条使面糊护五六层，使药气不能泄，再用二甎[3]将碗茝[4]起，下用灯火烧之，大约六个时辰，其药之精灵全生于盍碗[5]之上。将碗揭开，治下灵药，其药不过一钱，再加石决明半分、煅，珍珠半分、煅，甘石半分、煅，明矾二厘，蕤仁霜二分，造蕤仁霜法在九十五问中共研极细末。灵药造成，必用小磁瓶收贮，黄蜡封口，无令泄气。点眼时用乳汁点之，治目中百病。如目中有云翼[6]者，加净梅片二分、公家雀粪二厘点之，云翼自除。公雀粪形如小棍，母雀粪成片，必选公者佳。此方屡试屡验，百发百中，真千金不买[7]之良药也。山东青州府临淄县王士英传授此方，予深知灵药之妙如神，故录于《眼科百问》之中云。

庆长氏[8]记：如目中有云翼者，内服明目散更效。

◉明目散方

天麻一钱　蒙花四钱　荆芥三钱　防风三钱　蒺藜三钱　菊花四钱　蔓荆子三钱，炒　薄荷三钱　蝉退四钱　枯草三钱　羌活二钱　谷精二钱　决明子三钱　银花三钱　白芷一钱半　青皮二钱　红花二钱，男人无用此味　龙胆草二钱

上方共为细末，每服三钱，茶水送下。

【校注】

① 毛头纸：又叫东昌纸，一种纤维较粗、质地松软的白纸，多用来糊窗户或包装。

② 盍（hé 河）：合也。

③ 甎（zhuān 砖）：磚（砖）的异体字。

④ 茝（diàn 电）：支也。与“垫”字垫起、支起之义同。

⑤ 盍碗：如前文所述，制灵药时用两个粗茶碗，一个在下盛药，一个在上，口朝下盖严。在上者称盍碗。

⑥ 翼：大成书局本作“翳”。下同。

⑦ 买：据文义当作“卖”。

⑧ 庆长氏：即本书刻版依据的手抄本抄录者“天雄贵乡苑家湾村苗其祥庆长

氏”。

第一百一十一问　妇人阴户生翻[1]患目疾，点药服药不效者何也？

答曰　因房事过甚，阴火皆聚其中，必结成硬块，不疼不痒，形如馀肉，故能生百病。攻腰腰疼，攻腿腿疼，攻目而目患眼疾。先用治翻药清其源，再点灵药点眼丹，内服前方明目散，而自愈矣。

◉治翻方

梅片五分　轻粉[2]六分　珍珠一分，煅　血珀[3]五分　匣砂[4]五分　璋丹[5]七分　胡黄连五分　雄黄五分　乳香四分　没药四分　明矾一两　青黛五分　川楝子五分　龙胆草五分

上方共为细末，入粗茶碗中，用火化开，小棍搅之，以起泡不枯为度，离火俟冷，从碗中将药制下，再为细末。用新绵花养微薄一小片[6]，包药六分，送入阴户内，三四日其翻自脱落下，再入药，再脱，以净为止。大约不过三五次即净。另有一造药方，趁药在碗中热时为丸，如弹子大，入阴户内，其翻亦能自脱。愈后，戒房事一月。

抄眼科百问终

【校注】

① 阴户生翻：病证名，指妇人外阴部有物翻出或挺出，又名“翻花”。其形如《妇科经验良方》载：“阴户忽然有物挺出，如阴茎然；或阴户翻出不能转动者，名曰翻花。”此证当包括阴挺(子宫脱垂)。另据下面“治翻方”所云：将

药“送入阴户内，三四日其翻自脱落下。”此处的“阴户生翻”似指阴户内所生之息肉或其他赘肉。

② 轻粉：为水银、明矾、食盐等用升华法制成的汞化合物氯化亚汞（Hg_2Cl_2）结晶。又名汞粉、水银粉、腻粉等，辛寒有毒。功能杀虫攻毒，利水通便。现代研究，外用有杀菌作用，内服适量能制止肠内异常发酵，并能通利大便。

③ 血珀：琥珀的品种之一，指出土年代久远且又透明的琥珀，色若高级的红葡萄酒。

④ 匣砂：又名片砂、劈砂、镜面砂，朱砂的品种之一。

⑤ 璋丹：据文义当作“樟丹”。樟丹又名铅丹、广丹、东丹，为铅的氧化物（Pb_3O_4），味辛微寒，内服可截疟、镇惊、坠痰；外用解热拔毒，去瘀生肌。为外科必用之药，缘其有毒，内服宜慎。

⑥ 用新绵花养微薄一小片：轻轻地将新绵花的绵絮修制成菲薄的一个小片（用以包药）。绵，通棉；养，保养，养护，修整；微薄，菲薄。

杂集眼科抄列于后

大名府元城县学[1]于老师传送

此方神验，开列于后

凡眼白珠有红点漱[2]痛者，用清散药，宜古荆防汤

荆芥　防风　荆子　川芎　葙子　赤芍各八分　车前子　菊花各钱　生地钱半　蝉退六分　甘草四分　生姜一片为引

【校注】

① 元城县学：县里供生员（俗称秀才）读书的学校叫“县学”。旧元城县城与大名府同廓，即今河北大名城区。

② 漱（shù 树）：同“漱”。疑当作“刺”。

凡小角淡红或赤疼者，心之虚火也，用养血散火汤

生地钱　丹皮八分　归身钱　葙子八分　白芍钱半　荆芥　防风各六分　川芎　车前各八分　菊花　茯苓各钱　决明五分　生姜一片为引

服此药红痛俱愈，但看物不明，去荆芥、防风，加蒺藜一钱，菟丝子、熟地各一钱，方效。

凡眼大角红肿者，心火也，用前方加黄芩、木通各八分，竹叶九片为引，煎服

凡黑珠四围红者，肝之火也，或痛或微痛，用泻肝汤

胆草六分　菊花　柴胡各八分　防风　荆芥　川芎各六分　归尾　赤芍各八分　栀子八分，酒炒　青皮　车前各八分

凡眼眩[1]作痒及烂者，风也。内服搜风散，外点蕤仁膏

荆芥　防风各六分　蕤仁　蒺藜　菊花各一钱　蝉退　谷精　甘草各六分　赤芍八分　车前钱　生姜一片

◉外用洗药

羌活　防风各钱半　胆矾四分　桑叶七片　水煎熏洗。

◉蕤仁膏

蕤仁水洗去皮一两，研烂，用水二碗，熬至一酒杯，去渣，顿[2]热，再下研细胆矾、铜绿各五分，和匀，以鸡毛蘸点眼皮上。

【校注】

① 眼眩：据文义当作“眼弦”，指眼睑的边缘。

② 顿：据文义当作“炖”。

凡眼白珠尽红，肿痛生眵，流泪羞明者，火盛也，宜凉血散火汤

生地二钱　丹皮　赤芍　黄芩　荆芥　防风　蝉退　归尾　柴胡各八分　车前钱　生姜一片

如头疼恶风或发热，加羌活；肿不消加黄连酒炒；口渴宜用红花。

凡眼不红不肿，眼胞下坠，视物不明者，气虚也，宜服加减补中益气汤

蜜芪钱　炙草五分　归身钱　川芎八分　升麻三分　柴胡三分　陈皮八分　茯苓　白术　枸杞各一钱

治痘后目翳方

上方用蛇退一条，薄荷水洗，焙干；天花粉五分为末，以羊肝披开，夹药末在内，米泔水煮熟，食之神效，真奇方也。

治痘生时痘入眼方

急用益母草煎洗，熏洗一日三遍，更以阴一阳五丹，调善鱼[1]

血点之，忌口及夜啼。初发亦忌口。待豆[②]全愈目开，目痘亦好。

【校注】

① 善鱼：据文义当作“鳝鱼”。下同。

② 豆：据文义当作“痘”。

问：痘落完，目中突然红涩者何也

答曰：乃馀毒结于肝而生者也。若失治，多能损目。用车前草擂水，频与吃下，洗去肝经之热毒，以益母草点以善鱼血调药。若肝气结而不泄，攻发于目，伤于瞳人者，无治法也。

又方秦皮汤

秦皮　秦艽　防风　细辛　甘草各一钱

煎水洗。

再服红花散

红花　连翘　当归　生地　紫草　大黄　甘草　赤芍等分　竹叶一撮

煎服。

凡小儿痘后馀毒攻眼生云翳者，宜服加减拨云散

木通　车前各八分　木贼　蝉退　连翘　赤芍各六分　荆芥　防风各五分　生地钱　甘草四分

若红肿者加川连五分解毒；不红不肿者用菟丝丸。

治目瞒[①]云翳

夜明砂　兔屎[②]　西角[③]　白术各等分

上共为细末，用猪肝一叶带胆捣烂，合诸药为丸，晚服。

【校注】

① 瞒（mán 蛮）：用如“鞔（mán 蛮）”，指有膜状病变蒙在眼珠表面。下同。

② 兔屎：又名望月砂、兔矢，乃野兔粪。功能明目去翳，解毒杀虫，主治目翳、痔疮、疳积等。

③ 西角：“犀角”的俗写。

治烂目方

用石膏三钱，火中烧透。用黄连一钱，泡入小儿尿内浸一日夜。将石膏亦入内，潘[①]干尿，取出，研极细末，入冰片少许，点之立愈。

【校注】

① 潘：据文义疑当作“渗”。

治云翳眼疾化针散

青盐二钱　胆矾二钱　枯矾钱半　五味三钱　川椒钱半　杏仁七个　铜绿三钱　乌梅三个　插花针七个　水一碗，共熬一处，入于瓶内，以针化为止，露一宿，洗之。

治云翳瞒眼，经验神效

鱼金[①]一两半，鸡肝五付，猪肝亦可，白面一斤。鱼金为末，共合一处，用鏊[②]子上焙干，立愈。

【校注】

① 鱼金：为何物存疑待考。疑为“郁金”的俗写。

② 鏊：“鏊（ào 澳）”的异体字。鏊子是烙饼用的一种铁制炊具，平面圆形，中间

稍凸。

拨云龙光散，治诸样云翳，努肉攀睛，内障青盲

硇砂[1]三分，小一碗，煮干用水　牛黄二分　熊胆一枚，瓦上焙干　琥珀五分　珍珠五分，令雄鸡食肚内，过一宿，杀鸡取出，再入豆腐内煮一炷香时，取出乘热为细末　当门射[2]一分　泥片[3]一分　白丁香[4]一分　海螵蛸二分，水煮七次，晒干为末　蕤仁霜五分　白珠砂[5]一两，入罐内，木炭烧红，陈醋、童便合一处，淬四十九次为度，捣细末，水飞极细用之　人龙[6]二分，用男人口中吐出食虫，用刀切破，用河水洗净，阴干　硼砂二分半

上方照法治完，共为极细末，任意点之，盲者后明。以古今点药中第一仙方也。或加甘石。

【校注】

① 硇砂：为卤化物类矿物硇砂的晶体，分紫硇砂与白硇砂两种。紫硇砂为紫色石盐晶体，白硇砂为氯化铵（NH_4Cl）矿石。性味咸苦，辛温；功能消积软坚，破瘀去翳。主治癥瘕痃癖、痈肿瘰疬、息肉、目翳等。

② 当门射：据文义“射”当作“麝”。当门麝为麝香之处方名，即麝香之呈颗粒状者，俗称“当门子”，质量较优。

③ 泥片：疑指冰片。冰片为龙脑香科植物龙脑香树树脂的加工品。古云龙脑香树生婆律国，故其根下清液谓之“婆律膏”。古有云龙脑香树有肥有瘦，瘦者出龙脑香，其香在木心，须断其木剪取之；肥者出婆律膏，可砍断根部之木，膏从断端流出而承接之。冰片即龙脑香或婆律膏加工而成的精制品。“泥片”似指未加工前的粗制品，现代选用冰片即可。

④ 白丁香：即麻雀粪(以雄雀粪为佳)，功能消翳明目，化积消肿。治目翳、胬肉、癥癖等。

⑤ 白珠砂：《本草纲目·土部》又称“白瓷器”，说定州、饶州产者良。习以古瓷白色者研粉入药，必以年久者，尤宜选用出土之古定窑之破碎片，此无火毒

之害，经火煅后醋淬，研细水飞，用之始良。若以当今新瓷代用，误矣。

⑥ 人龙：又名蛔虫，《本草纲目》载其气味大寒，主治一切眼疾及生肤翳、赤白膜、小儿胎赤、风赤眼。

点眼药方

琥珀　熊胆生　珍珠　齐粉[①]　冰片各三分　硃砂二分，水飞　元麝[②]一分

共研极细末点之。

【校注】

① 齐粉：疑作"荠粉"，即"荸荠粉"。功能清心开翳。

② 元麝：麝香之成粉末状者，又称"元寸"或"元寸香"。

洗眼方

胆矾　白矾　枯矾　铜绿各五分　五味　青盐　川椒　胡椒各一钱　龙片[①]分

用白水煎滚后，下冰片少许[②]，洗之。

【校注】

① 龙片：指龙脑冰片，又称龙脑、脑子、梅片等。

② "用白水煎滚后"二句：冰片（处方中之"龙片"）不入煎剂，待他药用白水煎好后，再下冰片。

治泡[①]肉生疮

与泡内[②]胶凝、睑生风粟、两睑粘睛四症大同小异，此皆上胞下睑之病，治法各有深浅轻重、与刷[③]洗针烙不同。胞肉生疮，此脾胃之热也，胞肉疙瘩风粟变而为疮，血热化脓，浸溃黑睛生翳，目色赤。治用阴二阳十之药，再用桑白皮煎汤，入苦矾、盐

花，番[④]眼皮，以鸭翎刷洗有疮处，以血竭、乳香、没药、轻粉、陀僧，或于疮上烙二三分无妨。

【校注】

① 泡：据文义当作“胞”。

② 泡内：据文义当作“胞肉”。

③ 刷：据文义当作“㓻”。下同。

④ 番：据文义当作“翻”。

洞见云碧霄

用鹰眼一对，炙干，研细末，入人乳汁再研。每以簪角[①]点于瞳人[②]，日夜三度，可以夜见诸物。或取腊月的鸲[③]眼，如上法制，点目可见云霄中物，夭[④]魔不能遁形。鹰眼目汁注眼中，能见妖物鬼神。

【校注】

① 簪角：据文义当作“簪脚”。

② 点于瞳人：此指点入眼内。

③ 鸲：即鸲鹆(qúyù 渠玉)，又名“八哥”。《日华子本草》载：“鸲鹆目睛，和乳汁点眼甚明。”

④ 夭：据文义当作“妖”。

治疳眼

用鸡蛋一个，使君仁三个，轻粉二分，同研末，入鸡蛋内，绵纸包，水湿煨熟，空心服二三个，即去疳虫。后服五疳[①]丸：用胡连五钱，牛黄二钱，密陀僧[②]一两，夜明砂、绿矾[③]各一两，枣肉为丸，如绿豆大，每服三十丸，空心米汤送下。

【校注】

① 五疳：初载于北宋·钱乙的《小儿药证直诀》，又名五脏疳，即心疳、肝疳、脾疳、肺疳、肾疳。

② 密陀僧：为粗制的氧化铅矿物，成分为 PbO。性味咸辛平，有毒。功能消肿杀虫，收敛防腐，坠痰镇惊。治痔疮、肿毒、溃疡、湿疹、狐臭、久痢、惊痫等。

③ 绿矾：为水绿矾的矿石或化学合成品，主要含硫酸亚铁（$FeSO_4 \cdot 7H_2O$），别名青矾、皂矾，性味酸涩寒，功能燥湿、杀虫、补血。

春雪膏即定州眼药方

春雪一盆，自然化水，滤去泥，要清净。后用黄连、防风各五钱，牙皂三个，草决明五钱，木贼五钱，共为末，入雪水内。又用明净皮硝五斤为末，亦入盆内，水浸一宿，滤去渣，入新瓦盆内，露水地上过一宿，其盆弦上自结成砂，取出放纸上包住，厭[①]一宿，去净水气。又用雪霜一钱，冰片三分，硼砂五分，共研细末，入瓶内收贮，点眼时用一粒，点大眼角内，去翳止疼。

【校注】

① 厭（yā 押）：壓（压）的古体。

凡眼皮红烂远年近日全效方

用官粉[①]二钱，炒铜绿一钱，共为末，黑茄水和成块，搽粗碗底内，艾火熏一时，取出做靛[②]。乳汁化开，搽红烂眼皮奇效。闭风一宿。

又方用炉甘石一两，桑木炭火煅碎，水飞，香油调搽烂处。

【校注】

① 官粉：又胡粉、铅粉，主要成分为碱式碳酸铅 $2PbCO_3Pb(OH)_2$，功能消积杀

虫，解毒生肌。

② 靛：据文义当作“锭”。

凡眼不红不肿不疼，眼胞不下坠，但视物不明者，肝虚肾虚也。宜服加味地黄丸

熟地二钱　山萸钱　山药钱　丹皮八分　茯苓八分　泽泻八分　归尾钱　菊花钱　川芎八分　菟丝子一钱，酒煮

上共为细末，炼蜜为丸，每晚服三钱，白水送下。此方，病后看物不清及云翳退后视物不明，夜见灯下绿珠，皆可服。

凡眼乌珠有白点，轻者为云，厚者为翳，宜服加减拨云散

荆芥　蝉退　黄芩　葙子　决明　柴胡　木贼各一钱　赤芍钱半　防风八分　甘草五分　车前钱半

上生姜一片为引，水煎，晚服。

凡眼赤脉一条贯瞳人者，心火乘肾也，宜用加味导赤散

生地钱半　当归　木通　柴胡　防风　荆芥　车前　黄芩炒　赤芍各八分　甘草四分

如痛甚口渴多眵，加川连六分，酒炒连翘一钱，生姜一片。

凡眼大角长肉一块及黑珠努肉披睛[①]，宜用加味导赤散，外点硝炉散

◉导赤散

生地钱　木通　归尾　赤芍　蝉退各八分　防风　荆芥各六分　红花　甘草各四分

如疼者加黄芩八分，痒者加蕤仁、蒺藜各八分，生姜为引。

◉硝炉散

炉甘石不拘多少，煅红，童便淬七次，焙干研细，水飞三

次，晒干，再用羌活、防风、蔓荆子、川芎、白芷、川连、黄芩、菊花煎浓汁，将甘石末拌透，晒干听用。每料用制过甘石一钱，火硝三分，冰片一分，研匀点之。

【校注】

① 努肉披睛：即努肉攀睛。“努肉披睛”谓努肉覆盖在白睛和黑睛之表面。

凡眼不痛不肿干痛者，气郁也。宜服开郁汤

青皮　香附酒炒　车前　决明　葙子　川芎　栀子各八分　荆芥　防风　柴胡各六分

如黑珠夜痛者，加夏枯草一钱。若有红丝，加归尾、生地各一钱。

凡眼黑珠有云翳，眼角红及有赤丝者，宜服加减拨云散

蝉退　葙子　木贼　归尾　黄芩　赤芍　菊花各八分　生地钱半　防风　荆芥各六分

如痛甚流泪生眵，加川连八分，生姜为引。

凡眼黑珠云翳围满，有瞳人方可治[①]。内用拨云散，外点硝炉散

木贼　蝉退各一两　柴胡　防风　黄芩各六钱　菊花　青葙　车前各八分

上共为细末，白水调服，空心服二钱，晚服一钱；或用猪肝一块割开，以药末二钱填内，以湿绵纸包好，置灰火中煨熟[②]食之，亦可。

【校注】

① “凡眼黑珠云翳围满”二句：目生云翳，即使黑珠被翳围满，能望见瞳人者，

方可有较好的预后。可治，指云翳愈后透光较好，视物能见；若云翳较厚而望不见瞳人，即使痊愈，亦不能见物。

② 置灰火中煨熟：将湿纸包好的猪肝并药末埋在灰火中煨之令熟。灰火，指点燃柴、草，烧至焰尽不再燃，余烬尚红而未熄的状态。

凡眼白珠有翳，或白，或桃红，或酱色，或凸起，用拨云散加减治之

不红肿，无赤丝，只用拨云散；如红肿有赤丝，或加生地、归身、归尾之类，赤芍亦可加。

凡眼云翳遮满黑珠，当瞳人处稍薄，看物不清楚，尚可治，用拨云散治之

凡眼云翳遮黑珠，当瞳人处色绿，不见瞳人，其翳凸起，名绿水从瞳人，不治之症

治肾虚眼见黑花及金星

熟地六两、二钱　丹皮二两、八分　茯苓二两、一钱　山萸三两、一钱　归身三两、一钱　白芍二两、一钱　枸杞二两、一钱　菟丝二两半，酒煮　山药三两、一钱　蒺藜二两半，酒蒸

用钱者水药也，用两者丸药也。此方炼蜜为丸，空心开水服四钱。若火盛梦遗者，去菟丝、枸杞，加生地三两，泽泻二两，又牡砺[①]二两，煅，淬，飞细用。若火太盛，头常痛者，及心热口渴能饮食者，加黄柏、知母各一两半，俱用盐酒炒。

【校注】

① 砺：据文义当作“蛎”。

近风流泪[1]方

防风　荆芥　蔓荆子各五分　蕤仁霜　菊花　车前　丹皮　决明各八分　甘草四分　归身钱　白芍钱

如有赤丝加黄芩八分，酒炒蒺藜六分，生姜一片为引。

【校注】

① 近风流泪：或可称“迎风流泪”。

治瞳人散大方

熟地二钱　归身钱　白芍钱，酒炒　车前八分　川芎八分　菟丝钱　菊花　青葙各八分　五味九粒

口干头昏者加生地；头不昏者、无相火者加枸杞子一钱。

六味地黄丸加归身、白芍、五味、菟丝，可常服之。

兔屎丸

望月砂一两，割麦后田中取者方可用　木贼七钱　蝉退七钱　防风五钱　黄芩五钱　车前子七钱

上共为细末，用荆芥两半，煎汤为丸，空心开水服三钱。

洗眼方

每岁立冬日采桑叶一百二十个，悬风处令自干。每月用十个叶，水一碗，于沙罐内煎至八分，去渣温洗。每逢洗眼之日，须清净斋戒，忌阴人手[1]。

正月初二，二月初一、二，三月初五，四月初八，五月初五，六月初七，七月初七，八月初八，九月卅小则廿九，十月初

十，十一月初十，十二月初一。

此方系通政[②]袁蜜山名景星，广西平乐人，常传一洗眼方，云：宋元某年间，有太守年七十，两目不明，遇仙人传此方，洗至一年，目如童子矣。

【校注】

① 忌阴人手：忌用妇人之手。此乃旧俗，无科学道理。下同。

② 通政：官职名。

洗目有云翳方

如有努肉亦可洗，然初起切勿用此方，并忌妇人手。

用砂仁、桃仁、杏仁各一钱，焙干为末，再加铜末[①]、胆矾、明矾各一钱，共和一处，用开水一酒杯，再用雌鸡胆内清水三个，并和在内，调匀，加入花针七个，投入水内，以瓷瓶或碗将口封固，埋土内三日夜，取出去渣，每日洗之，半月翳退。

【校注】

① 铜末：疑当作"铜绿"

洗恶害眼方

甘石　防风　黄连　胆矾　甘草各等分

上方随眼疾之轻重，水煎，用露水湿过一夜，然后洗之。

洗恶害眼方

用鸡蛋清一枚，黄连末一钱，和匀，用绵纸包住，放水碗内，露一宿，加冰片点之。

洗烂弦风、赤眼方

苦参　五倍子　芥穗　防风　川连各三分　铜绿五分

上共为末，薄荷水为丸，如弹子大，用滚水化开，日洗三次，效。

点眼方

治目中百病。

黄连，人乳浸点，或煎点，或加朴硝。

百点膏

治翳遮瞳人，如云气障隔。

黄连二钱，水一碗，煎至半碗，再入后药　当归　甘草各六分　防风八分　蕤仁三分，去皮尖，研

同熬滴水不散，去渣，入蜜少许，再煎少时，要病人净心点之，日点五七次，目微痛为度，药力相续尤妙。

圆明膏

治内障生翳①及瞳人散大，因劳心过度，饮食失节。

柴胡　麻黄　黄连　生地各五钱　归身三钱　甘草二钱　诃子皮二钱，湿纸裹煨

白水二碗，先煮麻黄至一碗，去沫后入药同熬，至滴水不散，去渣，入蜜少许，再熬片时，点之。

【校注】

① 内障生翳：发生于瞳人及瞳人之后的眼病称为内障；内障眼病若见瞳人内有各种形状的混浊者即为内障生翳。

治飞丝芒尘[①]入目方

用陈墨浓磨，点之。

【校注】

① 飞丝芒尘：俱为空气中飘浮的异物。飞丝，为虫类所吐之丝；芒尘，指带有棱角或芒刺的粉尘。

石膏羌活散宣明[①]

治久患双目不明，远年近日内外气障，风昏，拳毛倒睫，一切目疾。

羌活　荆芥　白芷　藁本　细辛　川芎　苍术　甘菊　黄芩　蒙花　菜子[②]　麻子[③]　木贼　石膏　甘草各等分

上共为末，炼蜜为丸，每晚服三钱，或茶下，米泔亦得之。

【校注】

① 宣明：指《宣明论方》，又称《黄帝素问宣明论方》。金代刘完素撰，十五卷。

② 菜子：油菜子，又名芸薹子。功能行血、破气、消肿、散结。

③ 麻子：即火麻仁，功能润燥、滑肠、通淋、活血。

拨云散

此药能点老年目昏，攀睛胬[①]肉，拳毛倒睫，迎风流泪等症，神效。

先拣没石性的羊脑炉甘石[②]八两，用沙锅一个，将炉甘石火上一煅，用水飞出细粉，粗渣不用，晒干听用。川黄连、羌活、连翘、黄芩各五钱，水三碗，煎一碗。又水一碗，煎半碗，二次放一处。又将飞甘石烧红，倒在童便内，如此三次。四次烧红，方淬入煎药水内，再勿见火。如湿，待其自干。用：

硼砂二两，生用　海螵蛸二两，煮去盐性　石决明一两，煅　乳香去油　没药去油　血竭各五钱　熊胆三钱　麝香三分　冰片钱

上共研无声方好，磁罐内秘收。点时用骨簪蘸凉水，点大眼角，神效。

【校注】

① 砮：大成书局本作“努”，义长可从。

② 羊脑炉甘石：炉甘石之优质品。因其杂质少，色白或淡红，块大质轻，松如石脂，状似羊脑，故名。

拨云散

甘石四钱　珠砂八分　明粉[①]钱　月石[②]七分　冰片五分　元麝二分　珍珠二分，煅

上共为极细末，点眼神效。

【校注】

① 明粉：指玄明粉，又名元明粉。

② 月石：硼砂的别名。